Brigitte Unge

Kreative Methoden in der Verhaltenstherapie mit Kindern und Jugendlichen

Praxishandbuch zur Förderung der Persönlichkeitsentwicklung

Brigitte Unger

Kreative Methoden in der Verhaltenstherapie mit Kindern und Jugendlichen

Praxishandbuch zur Förderung der Persönlichkeitsentwicklung

facultas

Die Autorin

Mag.[a] Brigitte Unger, arbeitet seit 2001 in verschiedenen Settings mit Kindern und Jugendlichen und deren Familien; ausgebildete Verhaltenstherapeutin; Klinische und Gesundheitspsychologin; Spielpädagogin; Sportpsychologin; Lehrtherapeutin der Österreichischen Gesellschaft für Verhaltenstherapie; Unterrichtstätigkeit an verschiedenen Universitäten.

Bibliografische Information der Deutschen Nationalbibliothek
Die Deutsche Nationalbibliothek verzeichnet diese Publikation in der Deutschen Nationalbibliografie; detaillierte bibliografische Daten sind im Internet über http://dnb.d-nb.de abrufbar.

1. Auflage 2024

facultas Universitätsverlag, Stolberggasse 26, 1050 Wien, Österreich

Bildnachweis: S. 50 und S. 54 © zak00/istock
Umschlagbild: © Julia Garan – iStock
Lektorat: Astrid Fischer, Berlin
Satz: Wandl Multimedia-Agentur, Groß Weikersdorf
Druck und Bindung: finidr, Český Těšín
Printed in the EU
ISBN 978-3-7089-2430-4 (Print)
ISBN 978-3-99111-861-9 (E-Pub)

Inhaltsverzeichnis

Teil 2: Methoden

Vorwort

Gerade in der Psychotherapie mit Kindern und Jugendlichen gelten kreative Methoden als Mittel der Wahl, um jene Art von Kontakt herzustellen, der die Basis für wirksame psychotherapeutische Prozesse bildet. Kreative Methoden helfen, an Kinder und Jugendliche heranzukommen, sie emotional zu erreichen und auch bei der Stange zu halten.

Unterschiedliche therapeutische Ausrichtungen unterscheiden sich dabei in ihren Ansichten: Wie viele kreative, spielerische Inhalte sind „erlaubt“ und wann „spiele ich nur noch“ bzw. lasse mich vielleicht sogar als Spielpartner:in instrumentalisieren? Wie viel Spiel und Kreativität soll die Therapie beinhalten und wie viel Therapie muss das Spiel bzw. die kreative Methode beinhalten? Macht es denn überhaupt Sinn zu spielen und wenn ja, welchen? Wie behalte ich die therapeutischen Ziele im Auge und wie gehe ich mit den Aufträgen der Eltern um? Welche kreativen Herangehensweisen eignen sich für welche Fragestellungen bzw. diagnostische Gegebenheiten?

Dieses Praxishandbuch möchte Ihnen kurz und prägnant den Zugang zu den für Sie passenden kreativen Methoden erleichtern und Sie mit dem nötigen Überblickswissen ausstatten, wie sich kreative Methoden in das verhaltenstherapeutische Geschehen einordnen. Kinder lernen lustbetont, daher liegt auch der Schwerpunkt dieses Buches auf lustbetontem Wissenserwerb.

Einem praktischen Methodenteil (Teil 2) geht ein theoretischer Teil voran, der die Hintergründe erklärt, die für den Einsatz, die Strukturierung und somit auch die Auswahl kreativer Methoden in der Verhaltenstherapie notwendig sind (Teil 1). Zum Ende (Teil 3) erfolgt eine erneute theoretische Einbindung der vorgestellten kreativen Methoden, diesmal unter dem Gesichtspunkt praktischer Fragen wie z. B. des Settings oder der unterschiedlichen Aufträge und Ziele, die das Kind, die Eltern und die Therapeut:innen in die Therapie einbringen.

Beginnen Sie gerne, indem Sie sich einzelne Methoden herauspicken, die Ihnen passend erscheinen und die Sie selbst gerne durchführen. Wenn alles klappt – wunderbar, wenn sich Fragen auftun, dann lade ich Sie ein, in den theoretischen Teilen nach Antworten zu suchen und diese hoffentlich auch zu finden.

Dieses Buch ist das Ergebnis jahrelanger Arbeit mit Kindern und Jugendlichen in der ambulanten Psychotherapie. Mit Fertigstellung des Manuskripts entstand außerdem ein Text, der hier erwähnte praktische Anleitungen anhand von drei Fällen aufgreift und gleichzeitig die aktuellen Lebenswelten von Jugendlichen illustriert. Dieser Text findet sich im Anhang des Buches und verankert das Bemühen, soziale und systemische Bedingungen in der ambulanten Praxis nicht außer Acht zu lassen.

Wien, Jänner 2024 Brigitte Unger

Teil 1: Kreativität und Kontakt

1 Kreativität ist eine Haltung, keine Methode

Gerade Verhaltenstherapeut:innen verlassen sich oft zu sehr auf Methoden und gelten innerhalb ihrer Berufsbranche geradezu als methodenverliebt. In der Psychotherapie mit Kindern und Jugendlichen scheint momentan die gesamte Bandbreite vorhanden: von starker Strukturierung (z. B. mittels Arbeitsblättern, Regelspielen oder Ähnlichem; hier wird das Spiel oft als Belohnung eingesetzt) bis hin zu keiner bzw. marginaler Strukturierung (freies Spiel, ungeleitet, ohne Bezug zum Alltag des Kindes). Beide Extreme gehen an der Alltagswirklichkeit vieler Kinder und Jugendlicher vorbei und zeigen daher nicht den gewünschten Erfolg.

1.1 Von den vielen Gelegenheiten, kreativ zu sein

Übung: Notieren Sie fünf Dinge, bei denen Sie in der letzten Woche Ihrer Meinung nach kreativ waren. Was sind Ihre Erinnerungen daran, wie haben Sie sich dabei gefühlt?

Übung: Reflektieren Sie nun die beruflichen Aktivitäten der letzten Woche. Hatte Kreativität dabei einen Raum und wenn ja, bei welchen Gelegenheiten? Hat Kreativität in Ihrer psychotherapeutischen Praxis einen Stellenwert und wenn ja, welchen?

Wenn wir unseren Alltag nach Gelegenheiten durchforsten, bei denen wir kreativ sind, stoßen wir auf eine Vielzahl von Möglichkeiten: kochen, malen, etwas neu ordnen, neue Wege ausprobieren, den Schlafplatz wechseln, ein neues Lokal ausprobieren, musizieren, tanzen, Kreativität in der Sexualität etc.

Es ist durchaus gerechtfertigt, die eigene Kreativität im Alltag zu minimieren, sich also an Abläufe zu halten, das Kochen dem Thermomix zu überlassen, die Abfolge der Yoga-Asanas von Yogatrainer:innen zu übernehmen. Daran ist nichts Schlechtes. Menschen unterscheiden sich im Ausmaß, in dem sie spontane und kreative Prozesse wahrnehmen und zulassen können und wollen. Manche Kolleg:innen beantworten die Frage nach eigenen kreativen Tätigkeiten mit: „Ich bin überhaupt nicht kreativ!"

Viele von uns haben gelernt, kreative Prozesse als etwas Separates zu betrachten, das an bestimmte Tätigkeiten geknüpft ist. Kreativität darf in bestimmten Feldern vorkommen (z. B. beim Malen) und bei anderen nicht (schmerzlicherweise z. B. beim Lernen oder im Beruf). Oder Sie wurden im Unterschied zum „klugen" Geschwisterkind als „kreativ" betitelt und haben aus diesen Gründen Schwierigkeiten mit dem Wort. Oder aber eine innere kritische Instanz beurteilt alle spontanen, kreativen Prozesse, weshalb die Zuwendung zu eigenen Schöpfungen schwerfällt.

Ein Verzicht auf kreatives Tun bringt Nachteile mit sich, denn im Allgemeinen machen uns kreative, schöpferische Prozesse froh. Es scheint so zu sein, dass wir uns darüber mit so etwas wie unserer Mitte verbinden, Prozesse und Abläufe nach unserer Form gestalten und dabei eine gewisse Fülle erleben.

1.2 Kreativität als Haltung

Wenn in diesem Buch von Kreativität die Rede ist, so sind nicht Methoden gemeint, sondern eine Haltung. Kreativität als psychotherapeutische Haltung erfordert die innere Bereitschaft, Kontrolle abzugeben und Prozesse stattfinden zu lassen.

Kreativität als innere Bereitschaft wiederum braucht Präsenz, Achtsamkeit, Gewahrsein, Sich-Einlassen auf einen absichtslosen Kontakt, Vertrauen in die eigene Intuition, Vertrauen in den therapeutischen Prozess, Mut und therapeutische Erfahrung.

Diese Art von Haltung erlaubt es uns in der Psychotherapie, Kontakt mit unseren Patient:innen aufzunehmen. Und zwar tatsächlichen und nicht oberflächlichen Kontakt. Es geht darum, und diese Erfahrung teilen z. B. auch Musiker:innen, zu vergessen, was man gelernt hat, und sich auf den Moment einzulassen.

Der Jazzpianist Keith Jarrett hat das so formuliert: Gefragt, wie er auf der Bühne ein solches Ausmaß an Kreativität verwirklichen könne, war seine Antwort: „Ich spiele nicht. Es spielt mich!" Lehrende an der Grazer Musikuniversität beispielsweise weisen ihre Schüler:innen immer wieder darauf hin, auf der Bühne nicht „zu üben". In dem Moment, in dem sie die Bühne betreten, sollen sie ihr Wissen vergessen und „einfach spielen".

Aber: „Simple is not easy", wie Instrumentalprofessor:innen ebenfalls wissen. Tatsächlich ist dieses „absichtslose Sich-Einlassen" auf den Kontakt mit den Patient:innen offensichtlich das Schwierigste, was psychotherapeutische Ausbildungskandidat:innen lernen müssen. Zu groß sind die Ängste, einen Fehler zu begehen (womit die Kandidat:innen bei sich sind und nicht bei den Patient:innen). Zu groß sind die Erwartungen an sich selbst, etwas leisten zu müssen (und wieder sind die Kandidat:innen bei sich selbst und nicht bei den Patient:innen). Zu hoch sind die Ansprüche an sich selbst, auf alle Fragen eine Antwort zu wissen ...

All das verhindert einen intuitiven Zugriff auf das eigene Wissen, die eigenen (kreativen) Fähigkeiten sowie einen tatsächlichen, vertieften Kontaktaufbau zu den Patient:innen.

Wenn in diesem Buch also von Kreativität die Rede ist, geht es um das absichtslose, achtsame Sich-Einlassen auf die Momente mit den Patient:innen und darum, Ideen und Potenziale umzusetzen, die sich aus unserem profunden Expert:innenwissen, der Beziehung zu den Patient:innen sowie aus dem therapeutischen Prozess heraus ergeben.

1.3 Psychotherapie als kreativer Beruf

Psychotherapie ist offensichtlich ein kreativer Beruf. Psychotherapie ist aber auch einer jener vielen Gesundheitsberufe, die ein außerordentliches Maß an Expertise, also Können und Wissen, erfordern. Psychotherapie braucht Mut, Gelassenheit sowie die Bereitschaft, Risiken einzugehen und gemeinsam mit Patient:innen zu entdecken, wie alte Pfade verlassen und neue Wege gegangen werden können.

Als Psychotherapeut:in lehnen Sie sich entspannt in Ihrem Sessel zurück und nehmen alles wahr, was der Moment hergibt. Sie hören zu und achten auf eigene Impulse und Ideen. Es geht darum, etwas zuzulassen, also um ein „passives Wollen", nicht um ein kognitives Herbeiführen von Interventionen.

Ich möchte nicht missverstanden werden: Natürlich wissen Sie um die verschiedenen Interventionen, die Ihnen zur Verfügung stehen. Sie kennen Indikationen, Kontraindikationen, haben die Verfahren und Methoden mehrfach eingesetzt und geübt. Aber im Moment der Beziehung mit den Patient:innen achten Sie auf die Fragen, die sich Ihnen selbst stellen, die Impulse, die Sie haben.

Das gilt in der Psychotherapie mit Kindern und Jugendlichen in besonderem Maße, aber es gilt auch in der Psychotherapie mit Erwachsenen. Und das ist ein kreativer Prozess.

2 Kontakt, Kontakt, Kontakt

2.1 Die therapeutische Beziehung als entscheidender Wirkfaktor

Die authentische Begegnung zwischen zwei Menschen gilt auch in anderen psychotherapeutischen Schulen als hochpotenter Wirkfaktor. Kreative Methoden geben uns die Möglichkeit, diese Beziehung zu stärken und so die Wirksamkeit der Psychotherapie zu erhöhen.

In die psychotherapeutische Praxis kommt ein Junge, Diagnose F 90.1 Hyperkinetische Störung des Sozialverhaltens, Alter bei Therapiebeginn 11 Jahre. Zerrieben in einem endlosen Loyalitätskonflikt zwischen den getrennten Eltern, belastet mit verschiedenen psychosozialen Faktoren, war sein Benehmen in der Schule und zuhause eine ständige Herausforderung oder, anders gesagt, ein beständiger Albtraum. Ein therapeutischer Aufenthalt an einer psychiatrischen Abteilung über mehrere Wochen brachte ebenso wenig Verbesserung wie mehrere therapeutische Anläufe bei unterschiedlich ausgebildeten Psychotherapeut:innen.

Im Kontakt mit dem Jungen fiel auf, dass Angst und Furcht bei aller zur Schau gestellten Toughness eine Rolle zu spielen schienen. Der sehr cool auftretende Bursche fürchtete sich vor Puppen, vielleicht weil er zu viele Horrorfilme mit Puppen als Protagonist:innen allein am Laptop in seinem Zimmer in zu jungem Alter gesehen hatte oder aber aufgrund anderer psychischer Prozesse.

Dies war der Einstieg in mehrere Spielsessions, bei denen die in der Praxis vorhandenen Puppen als Protagonist:innen in Szenen fungierten, die die Praxis in ein Horrorkabinett verwandelten. Es gelang der Therapeutin, sich mit dem Patienten gemeinsam „zu gruseln". Es war erstaunlich zu beobachten, wie ein Jugendlicher, der seine gesamte Freizeit ausschließlich vor PC und Handy verbrachte, sich auf dieses freie Spiel einließ und somit auch auf einen vertieften Kontakt zu seiner Psychotherapeutin. Im Nachhinein erwies sich dieses Spiel und das Teilen von gemeinsamen Erlebnissen als positiver Knackpunkt in einer mehr als schwierigen Psychotherapie.

Ein vertiefter Kontakt zeichnet sich dadurch aus, dass sich Patient:innen nicht nur wahrgenommen fühlen (soweit gelingt es den meisten Psychotherapeut:innen), sondern dass mittels dieses Kontakts „Dinge geschehen" können. Therapeut:innen begleiten diesen Prozess, ohne ihn zu forcieren. Sie begleiten, was zwischen ihnen und den Patient:innen passiert, auf Basis ihres Expert:innenwissens und der Fähigkeit, Beziehungsmotive des Gegenübers aufzugreifen sowie eigene persönliche Belange hintanzustellen.

Es ist die Begleitung dieses Prozesses, die vielen angehenden Psychotherapeut:innen schwerfällt, weil das erfordert, Kontrolle aufzugeben und die Möglichkeit des Scheiterns, also der „ergebnislosen" Psychotherapiestunde, zuzulassen. Es ist aber auch dieser Prozess, der Persönlichkeitsentwicklung befördert, und damit auch eine hochpotente Psychotherapie.

Ein Zuviel an Methoden geht auf Kosten eines solchen Prozesses und auf Kosten des Kontakts. Dann bleiben auch psychotherapeutische Ergebnisse (vielleicht, weil es sich eben um Ergebnisse und nicht um Erlebnisse handelt) an der Oberfläche, finden keinen Niederschlag in einer Veränderung des tatsächlichen Empfindens, der Wahrnehmung, der Entscheidungen und des Verhaltens.

2.2 Wie gelingt Kontakt?

Alle kreativen Methoden dienen einzig und allein dazu, jenen Kontakt zu Kindern und Jugendlichen herzustellen, der

a) per se therapeutisch wirkt und
b) die Basis für therapeutische Interventionen bildet.

Ein Spiel, welches das nicht kann, ist sinnlos!

Ein gelungener Kontakt belebt die Stunde und damit auch Sie. Das ist das einfachste Kriterium, um zu überprüfen, ob Sie auch alle Perspektiven nutzen, die ein Kontakt bietet. Hatten Sie in der Stunde Freude an Ihrer Tätigkeit? Gab es Momente des gemeinsamen „Schwingens", haben Sie gemeinsam gelacht? Wie hoch war das Ausmaß der Beteiligung auf beiden Seiten? Langeweile aufseiten der Psychotherapeut:innen ist immer ein Alarmsignal, dass nichts Relevantes stattfindet. Wirksame Psychotherapie ist und bleibt eine spannende Angelegenheit. Wie schnell ist die Zeit vergangen?

Es ist ratsam, die Auswahl aller Methoden, besonders jener aus dem kreativen Bereich, diesem Kontakt-Kriterium unterzuordnen. Tatsächlich verschiebt eine solche Haltung die Verantwortung für das Geschehen in der Therapiestunde: weg von uns als Expert:innen und Machthaber:innen hin zu einer Beteiligung auf der Seite der Patient:innen. Kontrolle abzugeben heißt eben auch, Macht, oft euphemistisch umschrieben als „Verantwortung", abzugeben. Und dies ist durchaus nicht immer erwünscht bzw. wird als selbstwertschädigend erlebt (besonders bei Psychotherapeut:innen mit narzisstischer oder zwanghafter Persönlichkeitsakzentuierung).

Eine Erhöhung der Beteiligung der Kinder und Jugendlichen findet statt, wenn sie selbst tun dürfen, wenn unmittelbar an ihre Alltagsrealität angeknüpft wird, wenn sie Dinge tun und Inhalte aussprechen dürfen, die zuhause nicht gern gesehen werden. Gleiches gelingt, wenn Motive, die aus verschiedenen Gründen im Alltagsleben zu kurz kommen, aufgegriffen und damit einhergehende Bedürfnisse befriedigt werden.

Hier kommt in der psychotherapeutischen Praxis sehr stark meine Ausbildung zur Spielpädagogin zum Einsatz mit dem zentralen Satz: „Lehre mich nicht, lass mich lernen!" (Konfuzius). Diese Ausbildung hat mir vor Augen geführt, dass diese Maxime in vielfältigeren Situationen anwendbar ist, als wir glauben. Diese Maxime zu befolgen, bringt uns zum lustbetonten Lernen, einem Lernen, das auf intrinsischer Motivation beruht.

Nehmen Sie sich selbst als Therapeut:in nicht so wichtig. Nehmen Sie das Ausmaß des Kontakts zu Ihren minderjährigen und erwachsenen Patient:innen wichtig. Vertrauen Sie sich einem Prozess an, der von zwei Seiten gesteuert wird, und erhöhen Sie die Wahrscheinlichkeit der Beteiligung der Patient:innen, indem Sie einen professionellen Kontakt herstellen.

2.3 Das Spiel als therapeutische Intervention

Über diese Basisfunktionen hinaus kann ein kompetent eingesetztes Spiel selbst als psychotherapeutische Intervention wirken. Die Möglichkeiten sind tatsächlich unbegrenzt. Sie müssen lediglich begründen können, was Sie wann (Zeitpunkt), warum (mit welchem Ziel) und wie einsetzen. In den nachfolgenden Kapiteln wird es genau darum gehen, immer unter der Prämisse des gelingenden Kontakts.

Gerade im spielerischen Umgang mit Kindern und Jugendlichen ist es durchaus erlaubt, sich auszuprobieren (und das gilt auch bei Erwachsenen). Als Psychotherapeut:innen bilden wir in großer Geschwindigkeit Hypothesen darüber, wodurch das Verhalten unserer Patient:innen motiviert sein könnte, was die prädisponierenden, auslösenden und aufrechterhaltenden Bedingungen sind. Unsere Hypothesen beziehen sich auch darauf, wie wir Veränderungen bewirken können, und werden laufend gemeinsam mit den Patient:innen überprüft. Auf Basis dieses Veränderungswissens und unserer Hypothesen erproben wir Methoden. Sollte es nicht klappen, verändern wir diese Methoden. Wie schon zuvor bemerkt, ist es sehr wichtig, dass „Scheitern" in der Psychotherapiestunde mit Kindern und Jugendlichen vorkommen kann. „Scheitern" meint festzustellen: „So kommen wir hier nicht weiter!", und einen anderen Zugang zu wählen. „Scheitern" meint aber auch, eigene Phasen der Ratlosigkeit zuzulassen.

Wesentlich ist, sich in solchen Momenten nicht in die eigenen Schemata verstricken zu lassen, sondern weiter beim aktuellen Geschehen in der Therapiestunde zu bleiben. Fühlt es sich unangenehm an? Dann lassen Sie es zu. Üben Sie sich im „passiven Wollen", das heißt, warten Sie geduldig auf Ihre nächsten Impulse, statt mit „Gewalt" und forcierend an einer letztlich für beide Seiten unbefriedigenden Lösung zu arbeiten. Überlegen Sie etwa, mit welchen Worten Sie die aktuelle Situation beschreiben würden. Was für Gefühle, welche Motive sind gerade im Raum? Wonach ist Ihnen? Wenn Ihnen selbst danach ist, wegzulaufen, dürfen Sie mit großer Wahrscheinlichkeit annehmen, dass es Ihrem Gegenüber ähnlich geht. Dann sollten Sie daran arbeiten, die Situation für beide Seiten erträglicher, vielleicht sogar gemütlicher zu gestalten. Dann sind Sie auf der richtigen Spur.

Versagensängste, die oft tabuisiert und wenig bewusst sind, hemmen unseren freien Zugang zu kreativen Methoden. Auch deswegen ist Selbsterfahrung ein so großer und wichtiger Bestandteil der psychotherapeutischen Ausbildung in Österreich. Wenn Sie mit dem Wort „gemütlich" Ihre Schwierigkeiten haben, weil Sie es mit „zu wenig Leistung" assoziieren, dann entgeht Ihnen vielleicht die Bedeutung des Wortstammes „Gemüt". Und letztlich sind unser Gemüt und seine Verstimmungen sicherlich ein relevanter Bestandteil jeder Psychotherapie.

3 Brainstorming zu kreativen Methoden

Aus einem Brainstorming kreativer Methoden in der Psychotherapie mit Kindern und Jugendlichen resultieren die folgenden Ideen und Abläufe:

Tab. 1: Brainstorming kreativer Methoden in der ambulanten Praxis

Diagnostisches (Satzergänzungstest, kurz: SET; „Color how you feel", kurz: CHYF; Familien-Systembrett, Symptomdarstellungen ...)
freies Spiel
malen, zeichnen
arbeiten mit Ton oder Knete
bauen
bauen und zerstören
Spiele mit Bällen oder Schaumstoffschwertern
anfertigen von Collagen
Fußball und andere Sportarten
Übungen zur Gefühlswahrnehmung und Differenzierung
Rollenspiele zu vielfältigen Themenstellungen
soziales Kompetenztraining: Selbstbehauptung, sich wehren; Freund:innen finden, sagen können, was ist; sagen können, was ich will ...
Schlagfertigkeitstraining
darstellen, aufstellen und externalisieren
Aufstellungen von komplexen psychischen Situationen
Arbeit mit Modi (Schematherapie) und dem inneren Team
Schemamatrix
Kinderbücher, Jugendbücher
angeleitete Ideen zur Selbstentdeckung
Übungen zur Gefühlsbewältigung und Gefühlsregulation (Skills)
generell: ausprobieren und einüben neuer Verhaltensweisen
Soziales Kompetenztraining: sich beherrschen und mitmachen – kooperieren
Soziales Kompetenztraining: Methoden zur Förderung von Perspektivenübernahme und Empathie
erstellen von „ultimativen Listen"
setzen und erreichen von konkreten Zielen
Problemlösemethoden und Methoden zur Bewältigung von Konflikten
angeleitete Übungen zur Achtsamkeit, wie z. B. Gefühle surfen; fünf Dinge, die ich sehe/fühle ...
angeleitete Übungen zur Entspannung, wie z. B. Progressive Muskelrelaxation (PMR) für Kinder, Fantasiereisen ...
Regelspiele
angeleitete Übungen zu bestimmten Themen, wie z. B. „Gute Nachrichten über mich" (Hobday & Ollier, 2011)
angeleitete hypnosystemische Techniken, wie z. B. „Der kleine Lederbeutel mit allem drin" (Signer-Fischer et al., 2014)

Übung: Brainstorming eigener kreativer Methoden
Notieren Sie kreative Methoden, die Sie bereits kennen und vielleicht auch schon in der Praxis einsetzen. Überlegen Sie in einem zweiten Schritt, welche dieser Methoden Ihnen persönlich nahestehen, die Sie also gerne einsetzen.

Alles ist möglich

Die Lehrtherapeutin Prof. Dr. Bibiana Schuch äußerte einmal, dass Psychotherapeut:innen alles tun können, solange sie begründen können, was sie tun, wörtlich: „auch Kaffeesud lesen".

Es ist also durchaus möglich, in der Psychotherapie mit Kindern und Jugendlichen den Raum zu verlassen und etwa im Käfig nebenan eine Runde Fußball zu spielen. Begründen Sie, mit welchem Ziel Sie das tun, und achten Sie in einer persönlichen Reflexion dieser Therapiestunden darauf, welche therapeutischen Prozesse Sie mit dieser Intervention in Gang bringen und welche nicht.

Es ist auch möglich, „Mensch ärgere dich nicht" zu spielen, wie das viele Kolleg:innen machen (und wie es oft von Eltern kritisiert wird). „Mensch ärgere dich nicht" kann beispielsweise als Intervention dienen, wenn Kinder ihre Frustrationstoleranz ausbauen müssen. Das Spiel ist von Therapeut:innenseite einigermaßen gut steuerbar und damit auch das Ausmaß der Frustration, mit dem das Kind fertigwerden muss. Ebenso verwenden manche Kolleg:innen das Spiel in einer ablenkenden Art und Weise, die es begünstigt, in einen Redefluss zu kommen. Das Spiel wird hier zur Nebensache, um den Boden für Gespräche zu bereiten. Auf diese Weise soll den Kindern und Jugendlichen der Druck und die Verlegenheit genommen werden, die beim direkten Gespräch vielleicht entstehen.

4 Systematische Einteilung kreativer Methoden

Es gibt unendlich viele Gelegenheiten, kreativ zu sein – das Geheimnis liegt im Zugriff und in der Anwendung. Mit welchen Mitteln ein psychotherapeutisch kompetenter Zugriff erfolgen kann, behandelt das folgende Kapitel.

Genauso wie es unendlich viele Methoden gibt, die dem kreativen Bereich zugeordnet werden können, gibt es auch unendlich viele Möglichkeiten, diese zu systematisieren. Tatsächlich liegt in der Einteilung der kreativen Methoden eine wichtige Problemstellung für die Psychotherapie mit Kindern und Jugendlichen, denn eine gelungene Einteilung erlaubt auch den gezielten Einsatz dieser Methoden.

Eine zentrale Frage in der psychotherapeutischen Arbeit mit Kindern und Jugendlichen ist:

> Woran mangelt es diesem Kind, dieser oder diesem Jugendlichen (aber vielleicht auch dieser Situation, dieser Familie etc.) und wovon brauchen wir mehr?

Diese Frage eignet sich meiner Erfahrung nach besonders dazu, die Fülle an Informationen, die in der psychotherapeutischen Arbeit entsteht, schnell und effizient zu strukturieren. Sie kann auf unterschiedliche psychologische und psychotherapeutische Konzepte angewendet werden, um gezielt und begründet geeignete kreative Methoden auszuwählen.

Eine kompetente Beurteilung und Beantwortung dieser zentralen Frage setzt psychotherapeutisches Basis- und Expert:innenwissen (etwa über Gegebenheiten der sich entwickelnden Persönlichkeit) ebenso voraus wie eine kompetente diagnostische Einschätzung und Beobachtungsgabe.

4.1 Wovon braucht es weniger oder mehr

In den vorangegangenen Kapiteln zur Herstellung einer kreativen Haltung und eines vertieften Kontakts zu unseren Patient:innen ist hoffentlich nicht das Missverständnis entstanden, es ginge einfach darum, zu tun, was die Kinder oder Jugendlichen wollen.

Im Gegenteil, es geht darum, hinter dem offensichtlichen Verhalten der Kinder und Jugendlichen Motive wahrzunehmen, die die therapeutische Beziehung stärken (im Sinne einer bedürfnisorientierten Beziehungsgestaltung; Stucki & Grawe, 2007), und Erkenntnisse darüber zu generieren, an welchen Kompetenzen es den Patient:innen mangeln könnte bzw. welche Strategien eventuell zu viel eingesetzt werden.

Um dies einschätzen zu können, eignet sich eine ganze Reihe von psychologischen bzw. psychotherapeutischen Konzepten. Im Folgenden seien einige davon vorgestellt, die besonders praktikabel erscheinen. Nicht bei allen diesen Konzepten wurde die wissenschaftliche Forschung bereits auf den Kinder- und Jugendbereich ausgedehnt. Dennoch haben sie in der Praxis ihren Nutzen bewiesen.

4.1.1 Die sechs Beziehungsmotive nach Rainer Sachse

Die erste Möglichkeit, bedürfnisorientierte Beziehungsgestaltung zu operationalisieren, ist eine Beurteilung der therapeutischen Situation anhand der Beziehungsmotive, wie sie Rainer Sachse in seinen Theorien zu Persönlichkeitsstilen und Persönlichkeitsstörungen postuliert (Sachse, 2019). Diese sechs Beziehungsmotive lauten:

- Anerkennung
- Wichtigkeit
- Verlässlichkeit
- Solidarität
- Autonomie
- Grenzen/Territorialität

Zukünftige Forschungen werden zeigen, ob die Motive tatsächlich über genügend Trennschärfe verfügen und ob sie auch auf den Kinder- und Jugendbereich angewendet werden können.

Stellen wir uns die genannten Motive als Kontinuen vor, so können wir pro Kind erfassen:

- Braucht das Kind ein Mehr/Weniger an Anerkennung?
- Erlebt sich dieses Kind als für andere wichtig oder „geht es unter“, etwa aufgrund einer ungünstigen Geschwisterkonstellation?

- Gibt es verlässliche Erwachsene rundum oder wurden aufgrund einer Trennung (etwa im Fall einer Scheidung oder eines Verlustes) die Grenzen der erlebten Verlässlichkeit verletzt?
- Hat dieses Kind solidarische Personen in seiner Umgebung oder übertreiben die Eltern, wie es oft vorkommt, die Solidarität z. B. im Umgang mit der Schule oder verweigern sie zu Unrecht?
- Wird seine Autonomie zu sehr eingeschränkt und/oder besteht eine Überbetonung der Selbstständigkeit?
- Hat das Kind ein eigenes Territorium, dessen es sich sicher sein kann? Etwa in Form von persönlichem Raum, aber auch in Form von altersadäquater Abgrenzung zu jüngeren Geschwistern oder in Form von eigenen Vorlieben, Hobbys bzw. Interessen?

Alle diese Fragen geben recht kompetent und schnell Auskunft darüber, wovon Kinder oder Jugendliche mehr oder weniger brauchen.

Bei einem Zuviel an Anerkennung, etwa durch ständig lobende Eltern, würden Sie beispielsweise dieses Thema aufgreifen und fragen:

> „Wie geht es dir mit dem Thema Lob? Kennst du das Gefühl, stolz auf dich zu sein? Sind deine Eltern stolz auf dich?“ Oder auch: „Gibt es jemanden in deiner Umgebung, den du bewunderst? Was gefällt dir an ihr oder an ihm?“

Eine jugendliche Patientin äußerte darauf, ihr Vater lobe sie bereits dafür, „dass ich atme“ – für ihn würde es daher keinen Unterschied machen, ob sie die Matura schaffe oder nicht. Dies ist ein sehr griffiges Beispiel für ein Zuviel an undifferenzierter elterlicher Anerkennung.

In weiterer Folge könnten Sie diesem Thema Ausdruck verleihen, etwa indem Sie nach Vorbildern fragen sowie nach Gefühlen, die die Patient:innen mit diesen Vorbildern assoziieren. Bei positiver Resonanz könnte eine Collage mit den Vorbildern angefertigt werden, wobei den einzelnen Vorbildern zugeordnet wird, wann und wie der Gedanke an diese hilfreich sein kann.

4.1.2 Das sich entwickelnde Funktionsniveau der Persönlichkeit

Eine weitere Herangehensweise, um die Frage nach dem Mehr oder Weniger zu beantworten, können wir im DSM-5 finden, und zwar in der Sektion III (in Entwicklung befindliche Instrumente) zum Thema Persönlichkeit (Falkai & Wittchen, 2020, S. 1045 ff.). Das Funktionsniveau der Persönlichkeit wird über vier wesentliche Fähigkeitsbereiche operationalisiert und fassbar gemacht.

Tab. 2: Fähigkeitsbereiche der Persönlichkeit (DSM-5 Sektion III, in Entwicklung befindliche Instrumente in Falkai & Wittchen, 2020)

Ich mit mir	Ich und die anderen
Identität	Empathie
Selbststeuerung	Nähe und Distanz

Im DSM-5 werden diese vier Fähigkeitsbereiche in fünf verschiedene Funktionsniveaus der Persönlichkeit gegliedert, etwa ob jemand ein gut ausgeprägtes Identitätsempfinden hat oder wie gut er oder sie sich selbst steuern kann in Bezug auf erlebte Ziele und Gefühle. Wie ausgeprägt ist die Fähigkeit zur Empathie und zum Perspektivenwechsel? Wie reguliert die Person Nähe und Distanz?

Die diesbezügliche Forschung bezieht sich gänzlich auf den Erwachsenenbereich. Aber gerade in der Arbeit mit Erwachsenen unter Zuhilfenahme der Schema-Modi treten Sprünge im Funktionsniveau auf, die beeindruckend sind (Young, 2008). So können Erwachsene mit gut ausgeprägtem Funktionsniveau im Fall von Krisen im Funktionsniveau absacken, sodass kein Perspektivenwechsel mehr möglich ist, negative Interpretationen der Situation dominieren und suizidale oder parasuizidale Handlungen auslösen. Genauso, wie wir es in der Arbeit mit Erwachsenen mit kindlichen und manchmal sehr unreifen Persönlichkeitsanteilen zu tun bekommen, können Kinder und Jugendliche in der Entwicklung des Identitätserlebens, der Selbststeuerung, der Empathie und der Gestaltung von Nähe und Distanz sehr unterschiedlich sein.

Die Entwicklungspsychologie lehrt uns, ab wann Kinder zum Perspektivenwechsel fähig sind. Psychodynamische Konzepte differenzieren unterschiedliche Niveaus in der Gestaltung zwischenmenschlicher Kontakte und Krisen. Für genauere Ausführungen zu diesem spannenden Thema steht entsprechende Literatur zur Verfügung, etwa „Spontaneität und Begegnung" (Schacht, 2003) oder „Operationalisierte Psychodynamische Diagnostik im Kindes- und Jugendalter" (Arbeitskreis OPD-KJ-2, 2020).

Kinder und Jugendliche lassen sich anhand der oben genannten Parameter gut einschätzen. Brauchen sie ein Mehr an Identität, etwa weil sie kaum eigene Vorlieben benennen können, empfehlen sich Übungen zur Selbstaktualisierung. Dann geht es tatsächlich darum, Kindern oder Jugendlichen „freies Spiel" zu lassen, denn das Spiel ist eine hocheffiziente Form der Selbstaktualisierung. Da Jugendliche sich eher selten auf spielerische Situationen einlassen, ist es in solchen Fällen empfehlenswert, zunächst in der Psychotherapiestunde, danach auch im Alltag auf die Suche nach Interessen und Statements zu gehen. Für vielfältige Lebens- und Interessensbereiche sollen der eigene Stil und die eigenen Vorlieben entdeckt werden, etwa in Bezug auf Kleidung, Musik, Humor, Hobbys etc.

Brauchen die Kinder/Jugendlichen ein Mehr an Distanz im zwischenmenschlichen Kontakt, eignen sich Methoden mit viel Struktur (Regelspiele), um die Einhaltung von Grenzen und Regeln zu thematisieren und zu üben.

4.1.3 Das psychologische Sechseck

Der therapeutische Umgang mit kreativen Methoden kann weiters anhand des psychologischen Sechsecks (Abbildung 1 auf S. 26) strukturiert werden. Dieses ist an das psychologische Quadrat angelehnt, das ursprünglich in der Sportpsychologie entwickelt wurde (Kogler, 2006). Methoden und Interventionen werden nach ihrem Schwerpunkt gruppiert, und zwar danach, ob sie vornehmlich auf eine Veränderung von Kognitionen, Emotionen, des Systems, des Verhaltens oder des körperlichen Erlebens abzielen.

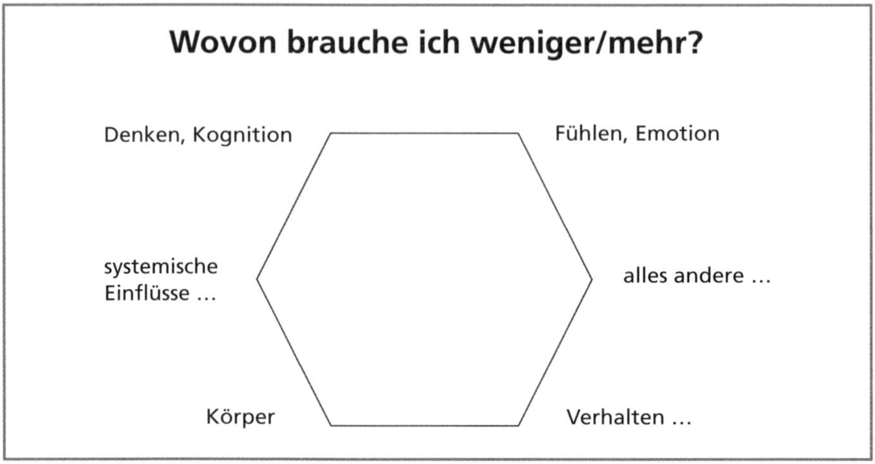

Abb. 1: Das psychologische Sechseck: Wovon brauche ich weniger/mehr?

Wenn also Ihre kindlichen oder jugendlichen Patient:innen zu viel denken und grübeln und gleichzeitig bestimmte Emotionen unterdrücken, könnten Sie kreative Methoden zur Gefühlsaktualisierung sowie zur Wahrnehmung und Differenzierung von Emotionen einsetzen. Ist hingegen ein Übermaß an Emotionen spürbar, besteht also eine Unterregulation von Gefühlen, so werden Sie Methoden zur Emotionsregulation vermitteln. Spüren Ihre Patient:innen ihren Körper nicht oder nehmen diesen verzerrt war, so werden Sie kreative Methoden zur Körperwahrnehmung einsetzen. Dominieren systemische Einflüsse, könnten Sie z. B. versuchen, diese mittels Systembrett sichtbar zu machen.

4.1.4 Einteilung nach dem Ausmaß der Führung durch die Therapeut:innen

Betrachtet man kreative Methoden auf einem Kontinuum, welches das Ausmaß der Führung durch spontane Eingebungen der Kinder bzw. durch Interventionen der Therapeut:innen darstellt (Abbildung 2 auf S. 27), ergibt sich eine sehr brauchbare Einteilung kreativer Methoden. Vier Kategorien lassen sich unterscheiden: freies Spiel, Kontaktspiele, Rollenspiele und Regelspiele. Dieses Buch folgt in Teil 2 zu den Methoden der Unterteilung in diese Kategorien, die daher im Folgenden kurz umrissen werden.

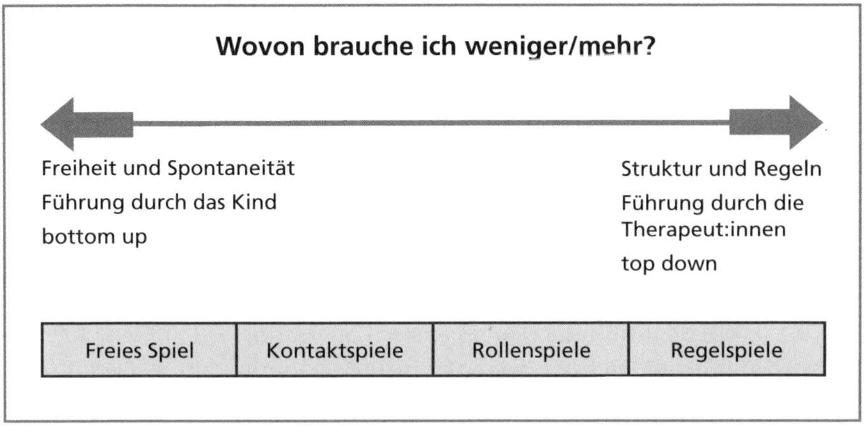

Abb. 2: Kategoriale Einteilung von Spielen nach dem Ausmaß der Führung durch die Patient:innen oder Therapeut:innen

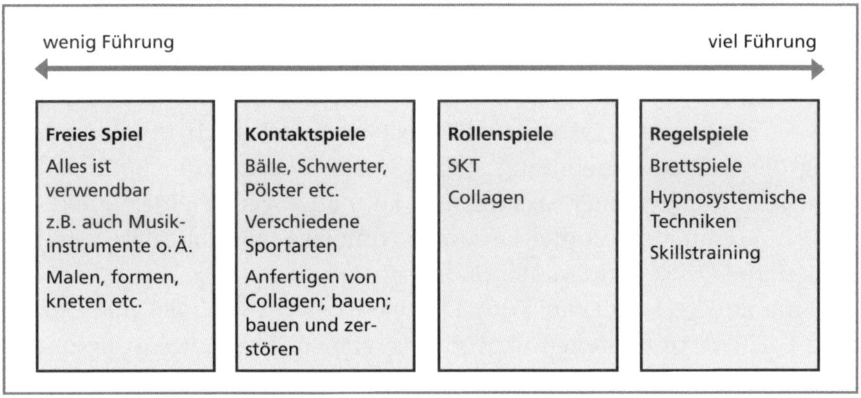

Abb. 3: Kategorisierung kreativer Methoden nach dem Ausmaß der Führung durch die Therapeut:innen

Wie in Abbildung 3 angeführt, wird das **freie Spiel** durch spontane Eingebungen der Kinder/Jugendlichen geführt. Alles ist verwendbar und als Therapeut:in besteht Ihre Aufgabe darin, entweder zu beobachten oder beim Spiel mitzuwirken, jedoch ohne gestaltend einzugreifen.
Da die Kinder oder Jugendlichen die Führung haben, hilft ihnen das Spiel dabei, sehr unterschiedliche Motive und Bedürfnisse aufzugreifen. Erfah-

rungsgemäß steht beim freien Spiel das Selbst und dessen Aktualisierung im Mittelpunkt, und zwar auch diejenigen Schichten und Entitäten, die im Alltag oft zu kurz kommen. Freies Spiel ermöglicht die Bezugnahme auf das eigene Motivsystem, also den Zugriff auf Bedürfnisse und das Ausleben von Wünschen, die im Allgemeinen unter unserer Wahrnehmungsschwelle liegen.

Kontaktspiele dienen dazu, Kinder und Jugendliche auf einer Ebene der Bindung anzusprechen und zu „füttern" (Sachse, 2019). Sie verhelfen weiters zu einem Spannungsabbau, aber auch Spannungsaufbau. Die Kategorie wird hier so bezeichnet, weil alle infrage kommenden Spiele auf eine simple, aber effektive Weise den Kontakt zu den Patient:innen und somit auch die therapeutische Beziehung vertiefen.

In diesen Bereich fällt z. B. das Kämpfen mit Schaumstoff- oder Gummischwertern. Während Patient:innen, die mit Wut und Aggression kämpfen, hier Spannungsabbau erleben, gelingt es kleinen, eher verschüchterten Kindern oder Jugendlichen oft, Kraft und Körperspannung in sich aufzubauen und wahrzunehmen. Hyperaktive Kinder lieben es, sich mit einem Arsenal an verschiedenen, eher weichen Bällen hinter Turnmatten zu verschanzen und „Abschießen" zu spielen. Dabei scheint eine Vertiefung der Selbstwahrnehmung stattzufinden. Sogenannte „Springbälle", also Bälle mit extremer Sprungkraft, können sogar in einer Praxis mit hohen Altbauräumen unter Einsatz maximaler Kraft mehrmals zwischen Boden und Decke hin und her prallen.

Eine andere Form von Kontaktspielen besteht im Spiel mit Decken und Polstern, unter denen man sich vergraben kann. Dies ist besonders bei Kindern und Jugendlichen zu erleben, die mit einem Verlust durch den Tod einer Bezugsperson zu kämpfen haben. Sie legen sich während des Spiels auf den Boden und lassen sich mit allem bedecken, was in der Praxis dafür geeignet ist. Dabei wird es sehr ruhig im Raum.

Natürlich entsteht hier die Assoziation, dass das Begräbnis nachgespielt wird, auch wenn man das nicht gegenüber den Patient:innen formulieren sollte. Was immer es ist: Durch das Zulassen dieser Form von Spiel ändert sich die Energie der Kinder und Jugendlichen deutlich und sie verlassen danach erleichtert und innerlich ruhiger den Praxisraum. Diese innere

Gelöstheit und gesteigerte Zugänglichkeit wird oft von Eltern rückgemeldet, auch ohne dass diese wissen, was „gespielt wird".

Auch Fußball kann unter gewissen Voraussetzungen zu den Kontaktspielen gezählt werden. Haben Sie das Glück, in dieser Sportart ein wenig geübt zu sein, bringt Ihnen das wahrscheinlich einigen Respekt vor allem der männlichen Patienten ein. Beim Fußball wird oft wenig gesprochen und dennoch viel gesagt. Die Führung kann durch Sie als Therapeut:in gut gesteuert werden (vorausgesetzt Sie beherrschen die gewählte Sportart).

Bei Kontaktspielen nehmen Therapeut:innen also aktiv am Spiel der Kinder teil und greifen fallweise auch gestaltend ein. Dazu mehr in Kapitel 6 zur therapeutischen Haltung beim Spielen.

Rollenspiele sind eine weitere Kategorie. Hierbei kippt die imaginäre Wippe mit der Führung tendenziell auf die Seite der Therapeut:innen. Rollenspiele thematisieren bestimmte Situationen, die aber auch vom Kind eingebracht werden können. Oft sind sie hilfreich, um ein bestimmtes Verhalten zu erlernen und zu trainieren, welches im Alltag noch nicht abgerufen werden kann.

Auf einer ähnlichen Stufe der Strukturierung durch die Therapeut:innen befinden sich z. B. das Herstellen von Collagen sowie alle Interventionen, die zum Ziel haben, klar umgrenzte Fähigkeitsbereiche zu verbessern.

Am Ende des Kontinuums stehen **Regelspiele** bzw. Methoden, die wenig individuellen Spielraum aufseiten der Patient:innen zulassen. Hypnosystemische Techniken sind ein Beispiel für diese Kategorie, da Kinder und Jugendliche hier unter einem hohen Ausmaß an Anleitung durch die Therapeut:innen Selbsterfahrung erleben. Bei Regelspielen folgen Therapeut:innen und Kinder/Jugendliche einer ganz bestimmten Struktur, die es einzuhalten gilt.

Fallbeispiel: Regelspiele

Ein achtjähriges Mädchen (Diagnose F 90.0, Einfache Aktivitäts- und Aufmerksamkeitsstörung) möchte in der therapeutischen Sitzung vor allem eines: Fußball spielen. Im Kontakt mit anderen Kindern wird von verschiedenen Stellen (von den Kindern selbst, den Lehrer:innen, aber auch Eltern und Großeltern) kritisiert, dass sie sehr bestimmend sei und immer dominieren wolle, was als nächstes zu geschehen habe.

Die Patientin ist im Kontakt freundlich, aber oberflächlich zugewandt. Vertiefenden Fragen weicht sie geschickt aus bzw. blockt diese mit „Weiß ich nicht!“, „Können wir was anderes machen?“ etc. ab. Wenn die Therapeutin tatsächliches Fehlverhalten anspricht, etwa weil das Mädchen Betreuungspersonen beschimpft hat, wird ihre Stimme sehr leise und sie vermeidet Blickkontakt. Sie macht dann einen sehr „geknickten“ Eindruck.

Nachdem die Patientin generell stark den eigenen Impulsen und ihrem Wunsch, das Geschehen zu bestimmen, nachgibt, empfehlen sich zunächst Interventionen, die viel Führung durch die Therapeutin beinhalten. Dabei machen Regelspiele Grenzverletzungen sichtbar und üben Frustrationstoleranz ein. Mittels Schema-Modi werden Persönlichkeitsanteile von Impulsivität und Distanzlosigkeit dargestellt und kennengelernt.

Da sich das Verhalten des Kindes im Laufe der Therapie ändert, es z. B. schon gut klappt, sich an Regeln zu halten, Frustrationen zu ertragen und die Grenzen anderer nicht zu verletzen, erfolgt eine erneute Beurteilung der Situation. Nun könnte für begrenzte Zeiträume innerhalb von Therapiestunden Raum für Kontaktspiele und freies Spiel gewährt werden. Das „angeschlagene“ Selbst des Mädchens, das durch die viele Kritik und auch Ablehnung von Gleichaltrigen gelitten hat, kann hier mittels Beziehungsarbeit (Kontaktspiele) und Selbstaktualisierung (freies Spiel) aufgefangen werden.

Fallbeispiel: Freies Spiel

Ein zwölfjähriges Mädchen kommt aufgrund einer kürzlich begonnenen Anorexie in die ambulante Praxis. Es fällt eine große Sprachlosigkeit auf. Das Mädchen weiß wenig zu erzählen oder zu berichten und leidet sichtlich unter etwas, das es als Einschränkung der eigenen Fähigkeit zu kommunizieren und somit als Schwäche empfindet.

Patient:innen mit Anorexie weisen oft ein Übermaß an Strukturierung im eigenen Alltag auf. Im Sinne einer zwanghaften Persönlichkeitsstruktur verwechseln sie eigene Bedürfnisse mit dem, was sie für richtig und gut halten und was daher ihrer Meinung nach zu geschehen hat. Selbstschemata bestehen in der Auffassung, von Grund auf nicht in Ordnung zu sein. Diese schmerzhafte Annahme über sich selbst soll mit viel Leistung und dem Gefühl von Kontrolle bzw. der Überzeugung, das Richtige zu tun, ausgeglichen werden.

Bei so vielen Regeln liegt es nahe, die Führung in Bezug auf den Einsatz von kreativen Methoden bei der Jugendlichen zu belassen. Allerdings besteht die Gefahr, sie damit zu überfordern. Sachse (2019) verweist darauf, dass Beziehungsmotive bei Menschen mit zwanghaftem Persönlichkeitsstil vorrangig Bezug nehmen auf Autonomie, Anerkennung und Solidarität. Tatsächlich erfordert gerade die Behandlung von Anorexie oft starke Eingriffe in die Autonomie heranwachsender Jugendlicher, etwa wenn es darum geht, das Körpergewicht zu kontrollieren oder einen Essensplan einzuhalten.

Dennoch sind dies unverzichtbare Bestandteile der Therapie von Anorexie. Daher könnte nun mittels kreativer Methoden ein Gegengewicht gesetzt und versucht werden, für einen bestimmten Zeitraum in der Therapiestunde möglichst viel Führung an das Mädchen zu übertragen. Um den Redefluss zu erleichtern, entschied sich die Jugendliche zunächst für den Einsatz magischer Knete. Während sie diese mit den Händen bearbeitete, gelang es ihr, zunächst stockend, später immer freier Gegebenheiten aus Schule und familiärem Alltag der jeweils letzten Tage zu erzählen.

Anhand der Erzählungen machten wir uns auf die Suche nach Gefühlen, Impulsen und Empfindungen. Die Jugendliche erzählte, gerade im Gespräch mit anderen oft darunter zu leiden, nicht zu wissen, was genau der eigene Standpunkt sei, und auch in Bezug auf Mode keinen eigenen Geschmack zu haben. Sie wisse nur, dass ihr Zimmer bzw. dessen Einrichtung ihr nicht gefalle – aber sie wisse nicht, wie sie dieses den eigenen Wünschen entsprechend gestalten könne.

Dementsprechend wurde in der Psychotherapie nun auch mit Farben experimentiert und es wurden Collagen angefertigt. Bilder aus Zeitschriften eignen sich gut dazu, aus dem Bauch heraus zu entscheiden, was einen anspricht und was nicht. Die Hausübung bestand im Besuch verschiedenster Möbelhäuser, und in der Therapiestunde wurden Erlebtes und damit einhergehende Unsicherheiten besprochen.

Auf diese Weise näherte sich die Jugendliche über mehrere Stunden dem eigenen Motivsystem.

Parallel dazu fanden Interventionen statt, wie sie in vielen Fachbüchern zur Behandlung von Anorexie beschrieben werden. Nachdem das Einhalten des Essensplans kein Problem mehr darstellte, wurde immer mehr Therapiezeit der freien Gestaltung der Jugendlichen (mit Unterstützung durch die Therapeutin) überlassen.

4.2 Die vier Kategorien kreativer Methoden in der psychotherapeutischen Praxis

Tabelle 3 zeigt kreative Methoden in der ambulanten Praxis. Die Farben verdeutlichen die Einteilung in vier Kategorien sowie kreative Möglichkeiten in der Diagnostik in der ambulanten Praxis.

Tab. 3: Kreative Methoden in der ambulanten Praxis, eingeteilt in vier Kategorien

Diagnostisches (Satzergänzungstest, kurz: SET; „Color how you feel", kurz: CHYF; Familien-Systembrett, Symptomdarstellungen ...)
Freies Spiel
freies Spiel
malen, zeichnen
arbeiten mit Ton oder Knete
Kontaktspiele
bauen
bauen und zerstören
Spiele mit Bällen oder Schaumstoffschwertern
anfertigen von Collagen
Fußball und andere Sportarten
Rollenspiele
Übungen zur Gefühlswahrnehmung und Differenzierung
Rollenspiele zu vielfältigen Themenstellungen
soziales Kompetenztraining: Selbstbehauptung, sich wehren, Freund:innen finden; sagen können, was ist; sagen können, was ich will ...)
Schlagfertigkeitstraining
darstellen, aufstellen und externalisieren
Aufstellungen von komplexen psychischen Situationen
Arbeit mit Modi (Schematherapie) und dem inneren Team
Schemamatrix
Kinderbücher, Jugendbücher

Übungen zur Gefühlsbewältigung und Gefühlsregulation (Skills)
generell: ausprobieren und einüben neuer Verhaltensweisen
Soziales Kompetenztraining: sich beherrschen und mitmachen – kooperieren
Soziales Kompetenztraining: Methoden zur Förderung von Perspektivenübernahme und Empathie
erstellen von „ultimativen Listen"
setzen und erreichen von konkreten Zielen
Problemlösemethoden und Methoden zur Bewältigung von Konflikten
angeleitete Übungen zur Achtsamkeit, wie z. B. Gefühle surfen; fünf Dinge, die ich sehe/fühle …
angeleitete Übungen zur Entspannung, wie z. B. Progressive Muskelrelaxation (PMR) für Kinder, Fantasiereisen …
Regelspiele
angeleitete Übungen zu bestimmten Themen, wie z. B. „Gute Nachrichten über mich" (Hobday & Ollier, 2011)
angeleitete hypnosystemische Techniken, wie z. B. „Der kleine Lederbeutel mit allem drin" (Signer-Fischer et al., 2014)

5 Zur Persönlichkeitsentwicklung im Kindes- und Jugendalter

5.1 Das Menschenbild in der Verhaltenstherapie

Dieses Buch arbeitet mit dem verhaltenstherapeutischen Menschenbild, wie es in dem Buch „Verhaltenstherapie" von Parfy et al. (2016) beschrieben wird. Der Mensch wird als biopsychosoziales Wesen begriffen und die Bedingungen, die zu Gesundheit wie auch zu Krankheit führen, können in prädisponierende, auslösende und aufrechterhaltende Faktoren eingeteilt werden.

Der Körper als Ort der physischen und psychischen Entwicklung (Parfy et al., 2016) bietet die Grundlage aller menschlichen Erfahrung, eingebettet in das jeweilige System mit seinen Besonderheiten im engeren (Familie, Schule etc.) und erweiterten Umfeld (Gesellschaft, gesamtgesellschaftliche Situation wie z.B. Krieg, Pandemie etc.). Innerhalb dieser Entwicklung wirkt eine Vielzahl von Faktoren immer wieder gegenseitig aufeinander ein und der Mensch strebt nach Homöostase (Parfy et al., 2016), also nach einem Spannungsausgleich zwischen den verschiedenen Anforderungen und Faktoren.

Der Mensch entwickelt sich in der Interaktion mit seinem sozialen Gegenüber und in Interaktion mit den Gegebenheiten des eigenen Selbst, also den eigenen Fähigkeiten, Ressourcen, Beschränkungen, Zielen, Plänen, Temperamentsfaktoren etc.

5.2 Verschiedene Modelle der Persönlichkeitsentwicklung

Die Entwicklung der Persönlichkeit im Kindes- und Jugendalter lässt sich anhand von Konzepten nachvollziehen, die Entwicklungsaufgaben aufgreifen (z.B. Havinghurst, 1948, in Düring-Ulmenstein & Zarbock, 2022), oder aber Konzepten, die verschiedene Stufen der Entwicklung beschreiben (Schacht, 2003).

Das Buch „Persönlichkeitsstörungen" von Fiedler und Herpertz (2022) bietet einen sehr guten Überblick über verschiedenste Modelle. Diese unterscheiden sich im Hinblick auf die Anzahl der Dimensionen, von denen die Autoren annehmen, dass sie maßgebend sind für die Persönlichkeitsentwicklung. Sowohl aus dem lerntheoretisch-kognitiven Bereich (Piaget, in Schenk-Danzinger, 2006) als auch aus dem humanistischen bzw. psychodynamischen Bereich (Schacht, 2003) kommen Konzepte, die die Entwicklung der Persönlichkeit anhand von unterschiedlichen Funktionsniveaus nachvollziehen.

Dieses Buch konzentriert sich auf die Praxis, und daher werden im Folgenden nur skizzenhaft zentrale Annahmen, die für das Verständnis der hier vorgenommenen Einteilung kreativer Methoden notwendig sind, erläutert.

5.3 Zentrale Annahmen

Wenn eine Psychotherapie mit Kindern und Jugendlichen notwendig ist, kann davon ausgegangen werden, dass

- wahrscheinlich Unregelmäßigkeiten in der Entwicklung der Persönlichkeit vorliegen, etwa weil Entwicklungsaufgaben anstehen und persönliche Ressourcen zur Bewältigung dieser Aufgaben als zu gering eingeschätzt werden;
- diese viel erreichen kann, wenn sie sich stark auf kognitive und emotionale Prozesse bezieht, also ein hohes Maß an Reflexionsfähigkeit verlangt. Dies lässt aber „tiefer liegende Funktionsbereiche“ oft außer Acht. Das gilt für die psychotherapeutische Arbeit mit Kindern und Jugendlichen, aber auch für jene mit Erwachsenen. Weiters ist gerade in der Arbeit mit Kindern und Jugendlichen die Reflexionsfähigkeit aufgrund des Alters oder anderer psychischer Gegebenheiten oft gering ausgeprägt;
- es mithilfe des Spiels, ebenfalls eingeteilt in verschiedene Kategorien bzw. Stufen (siehe Kapitel 4.2), möglich ist, diese tiefer liegenden Strukturen einzubeziehen und
- auf diese Weise neben der Behandlung der psychischen Symptomatik kreatives Spielen zur allgemeinen Reifung der Persönlichkeit beiträgt.

Die angeführten Punkte theoretisch zu untermauern, soll außerhalb dieses Praxishandbuchs erfolgen. An dieser Stelle sei lediglich kurz umrissen, welche Vorstellung von Persönlichkeitsentwicklung hier zugrunde liegt. Es handelt sich nicht um ein endgültiges Modell, sondern um eine Art

Skizze, die dazu dient, verhaltenstherapeutische Methoden für den Einsatz in der ambulanten Praxis greifbar zu machen.

5.4 Bausteine der Persönlichkeitsentwicklung

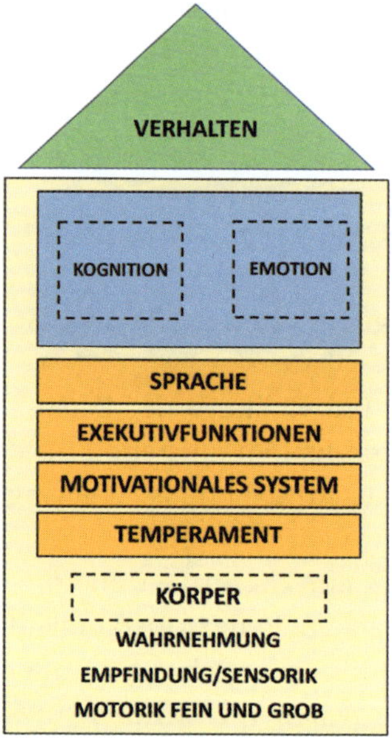

Abb. 4: Bausteine der Persönlichkeitsentwicklung

Das in Abbildung 4 dargestellte Haus beinhaltet verschiedene Bausteine der Entwicklung. Die Spitze, das Dach, ist in dieser Vorstellung das konkret beobachtbare Verhalten. Im oberen Bereich des Hauses befinden sich Zimmer mit Kognitionen und Emotionen.

Für einen solchen Aufbau des oberen Stockwerks braucht es viele Bestandteile, die in der psychotherapeutischen Arbeit mit Kindern und Jugendlichen noch „nahe" sind, deren Entwicklung also erst vor verhältnismäßig kurzer Zeit stattgefunden hat: Verbalisierung und Sprache, Exekutivfunktionen, das motivationale System, der Körper als Ganzes mit seinem Empfinden, mit den Fähigkeiten zur Fein- und Grobmotorik, zur körperlichen Wahrnehmung der eigenen Person.

Der Begriff „motivationales System" bezieht sich darauf, was Sachse (2022a) affektives Verarbeitungssystem nennt. Er unterscheidet das affektive vom kognitiv-emotionalen Verarbeitungssystem. Beide Systeme interagieren miteinander, haben aber unterschiedliche Zielsetzungen. Die kognitiv-emotionale Verarbeitung dient in erster Linie der Einschätzung der „Realität", wobei ein Schwerpunkt die Schnelligkeit ist. Emotionen informieren das Individuum über Zustände und den damit verbundenen Handlungsbedarf – Kognitionen und Bewertungsprozesse spielen hier eine wesentliche Rolle.

Die affektive Verarbeitung dient im Wesentlichen der Einschätzung, ob etwas eine Motivbefriedigung bewirkt – damit steht Gründlichkeit im Vordergrund (Sachse, 2022a). Im Gegensatz zum Schwerpunkt „Schnelligkeit" liefern affektive Prozesse dem Individuum Informationen darüber, ob etwas von persönlicher Relevanz ist in Bezug auf implizite Motive, Ziele, Erfahrungen.

Emotionen erzeugen in uns eine starke körperliche Resonanz, die aber – wir kennen das von Expositionsübungen – von verhältnismäßig kurzer Dauer ist. Das affektive System arbeitet langsamer als das kognitiv-emotionale System und vor allem „leiser". Es entsteht ebenfalls eine körperliche Reaktion, diese ist aber weniger deutlich (z. B. Spannung im Nacken, Druck auf der Brust, angespannte Bauchdecke) – dafür bleibt sie länger bestehen, etwa in Form von Freude, einem tiefen Unbehagen, einer Missstimmung, einem diffusen Gefühl, dass etwas nicht stimmt oder anders sein sollte. Im Gegensatz zur Emotion könnten wir hier auch von „Stimmung" sprechen. Das führt dazu, dass affektiv bedeutsame Prozesse im Alltag oft untergehen, keinen Platz finden, übersehen werden. Folglich werden häufig auch im motivationalen System abgespeicherte Ziele, Motive und Bedürfnisse nicht wahrgenommen. Sie sind deswegen aber nicht weniger wichtig.

Bedürfnisse des Modus „glückliches Kind" (Young, 2008) wie etwa Bindung, Orientierung, Kontrolle, Anerkennung, Wichtigkeit, Verlässlichkeit, Solidarität, Freude, Spontaneität, Spiel und Erholung sind als zentrale Bedürfnisse in unserem motivationalen System abgespeichert. Vor allem wenn aufgrund von chronischen Frustrationen maladaptive Schemata ausgebildet wurden, weiß das kognitiv-emotionale System oft nicht mehr um die eigentlichen Bedürfnisse.

So übernehmen Kinder, deren Eltern selbst zwanghafte Persönlichkeitsstrukturen aufweisen, oft einen sehr strikten Stil, wenn es darum geht, für die Schule zu lernen. Verhalten sie sich nicht nach ihren übernommenen und als „eigen“ empfundenen inneren Ansprüchen, entstehen starke Schuldgefühle und auch Angst (Emotion). Gleichzeitig verhindert der restriktive Lernstil eine Befriedigung von tiefer liegenden Bedürfnissen nach Kontakt zu anderen und freier, unbeschwerter Zeit etc. Diese sind aber nicht bewusst, sondern wirken, da nicht befriedigt, in Form von Stimmungen (etwa Gereiztheit, Depression).

Zugrunde liegend, quasi im Keller des Hauses, sind basale, nonverbale (und daher mittels Sprache schwer zugängliche) Fähigkeiten der Wahrnehmung, des Empfindens, der Sensorik. Da sich ein Säugling zunächst als nicht getrennt von anderen Personen und von seiner Umwelt erlebt und die körperliche Wahrnehmung des Getrenntseins von den anderen ein früher Schritt der persönlichen Entwicklung ist, weit entfernt von Sprache, sind diese Begriffe in Abbildung 4 nicht mit einer Linie umrissen, wie die anderen Entitäten. Als basale Fähigkeiten wirken sie im Laufe der Entwicklung immer weiter, ziehen wie ein Geruch oder eine Farbe durch das ganze Haus der Entwicklung. So beeinflussen Besonderheiten oder auch Defizite im Bereich der Sensorik den gesamten Aufbau der Persönlichkeit.

In der psychotherapeutischen Arbeit mit Kindern und Jugendlichen ist es von zentraler Bedeutung, die weiter unten liegenden Strukturen des „Hauses“ miteinzubeziehen.

5.5 Impulse zur Persönlichkeitsentwicklung in den vier Spielkategorien

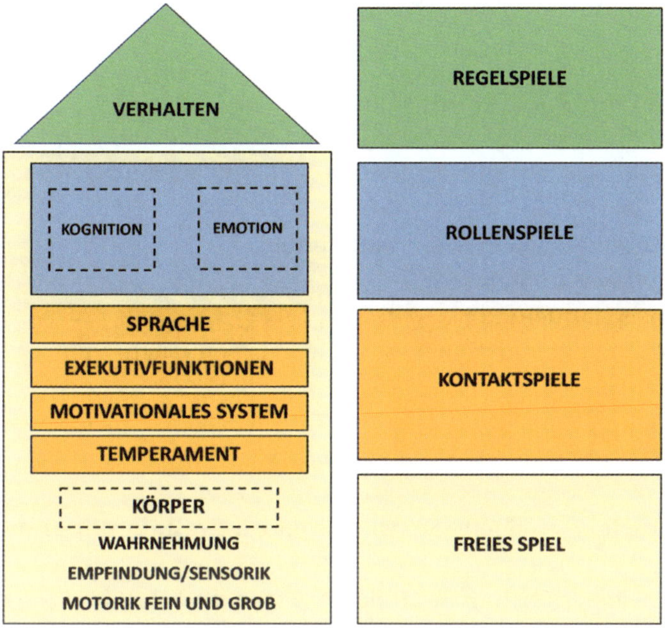

Abb. 5: Die Bausteine der Persönlichkeitsentwicklung in Zusammenhang mit den verschiedenen Spielkategorien, zugeordnet nach dem Ausmaß der Führung durch die Therapeut:innen

Selbstverständlich besteht keine klare Trennung zwischen den Spielkategorien hinsichtlich der Bereiche der Persönlichkeit, in die sie wirken. Genauso wie sich ja auch die Bausteine der Persönlichkeitsentwicklung immer gegenseitig beeinflussen, so beeinflussen beispielsweise Übungen, die auf der kognitiv-emotionalen Ebene ansetzen, selbstverständlich auch das Verhalten. Sie wirken also „nach oben" und auf das motivationale System und letztlich auch auf die Wahrnehmung, also „nach unten".

Angeleitete Übungen zur Achtsamkeit lassen sich aufgrund der starken Führung durch Therapeut:innen in die Kategorie der Regelspiele einordnen. Sie binden selbstverständlich den Körper und die Sensorik mit ein, ja, sie zielen unmittelbar darauf ab.

Dennoch wird hier versucht zu beschreiben, bei welchen Fähigkeiten der Kinder und Jugendlichen die jeweiligen Spielkategorien einen Schwerpunkt setzen. Dies erfolgt wiederum aus dem Blickwinkel der ambulanten Praxis.

Freies Spiel: Im Kontakt mit sich selbst sein

Das freie Spiel bezieht in besonderem Maße die folgenden Schwerpunkte ein:

- Kontakt zum eigenen Selbst aufnehmen,
- wahrnehmen und empfinden,
- intuitives Handeln,
- implizite Gedächtnisinhalte aufsteigen lassen (auch: transgenerationale Weitergabe),
- passives Wollen,
- Inhalte können nonverbaler Natur sein.

Kontaktspiele: Das eigene Selbst spüren im Kontakt mit anderen

Kontaktspiele beziehen in besonderem Maße die folgenden Schwerpunkte mit ein:

- das eigene Selbst im Kontakt mit anderen spüren,
- Impulse und Bedürfnisse aus dem motivationalen System aufgreifen.

Auf den beiden unteren Ebenen (freies Spiel, Kontaktspiele) ist die Wahrnehmung zunächst eine mit einem weiten Fokus: Alles ist möglich. Aktuelle Themen können genauso aufgegriffen werden wie Sehnsüchte, Wünsche, Gefühle, Stimmungen, Körperempfindungen etc. Das entstehende Tun muss nicht sofort „Sinn ergeben“, sondern Patient:innen und Therapeut:innen lassen sich für einen begrenzten Zeitraum und in einem geschützten Rahmen auf einen Prozess ein, der durch die Patient:innen geführt wird.

Rollenspiele: Am eigenen Selbst arbeiten

Rollenspiele beziehen in besonderem Maße die folgenden Schwerpunkte ein:

- am eigenen Selbst arbeiten,
- Selbstregulation: Indikationen erkennen und Strategien erlernen,
- Selbstreflexion und Introspektion,
- Gefühlswahrnehmung und Differenzierung.

Regelspiele: Arbeit am konkreten Verhalten

Regelspiele beziehen in besonderem Maße die folgenden Schwerpunkte ein:

- Selbstkontrolle (als Spezialfall von Selbstregulation) erlernen und aufrechterhalten können,
- spezifische Verhaltenstechniken erlernen, etwa Empathie einüben, sich an Regeln halten, vor anderen sprechen lernen, Small Talk einüben etc.,
- Skillstraining,
- Problembewältigungstechniken,
- Einüben von Entspannungstechniken etc.

Bei den Spielkategorien „Rollenspiele“ und „Regelspiele“ verengt sich der vormals weite Fokus: Nun wird zu bestimmten Themenstellungen gearbeitet, die sowohl von Therapeut:innenseite als auch von Patient:innenseite kommen können. Der Fokus lenkt den Blick auf sehr konkrete Ziele, die in Reichweite sind und daher mittels Introspektion, Reflexion, Klärungsarbeit und konkreten Vorschlägen zur Bewältigung in Angriff genommen werden sollen.

6 Therapeutische Haltungen beim Einsatz kreativer Methoden

Die unterschiedlichen therapeutischen Haltungen beim Spielen werden von verschiedenen Autor:innen beschrieben (Höfer, 2016). Sie können auch für den Einsatz kreativer Methoden übernommen werden:

- beobachten,
- parallel spielen,
- mitspielen,
- führen.

Alle vier beschriebenen Haltungen, auf die in diesem Kapitel kurz eingegangen wird und die durch eigene Erfahrungen ergänzt werden, können prinzipiell in jeder Kategorie von Spielen und kreativen Methoden vorkommen (freies Spiel, Kontaktspiel, Rollenspiel, Regelspiel).

Die therapeutische Grundhaltung besteht beim freien Spiel und bei den Kontaktspielen in einem „passiven Wollen". Was nehme ich wahr? Welche Impulse habe ich? Wie reagiere ich? Was will dieser Prozess bzw. dieses Spiel von mir?

Wenn das Ausmaß der Führung steigt (Rollenspiel, Regelspiel), dann wird dieses „passive Wollen" zum aktiveren Wollen. Was will ich in dieser Situation, zu diesem Zeitpunkt im therapeutischen Prozess, im Einklang mit meinen therapeutischen Zielen, von diesem Kind oder Jugendlichen? Welche Fertigkeiten sollen erlernt werden? Was könnten wir hier gemeinsam ausprobieren, was nicht ein „Mehr desselben" ist, sondern neue Wege und Möglichkeiten erschließt?

6.1 Beobachten

So werden wir uns zu Beginn einer Psychotherapie, wenn Hypothesenbildung und Diagnostik im Vordergrund stehen, zurücknehmen und die Kinder/Jugendlichen einfach einmal machen lassen. Bei Kindern und dafür empfänglichen Jugendlichen kann die Stunde geteilt werden, um nach dem Einsatz von anderen psychometrischen Instrumenten, Psychoedukation oder Inhalten mit stark kognitiver Komponente eine Zeit des freien Spiels vorzuschlagen.

Sie können nun wahrnehmen, wie explorativ ein Kind den Raum erkundet und ob es viele oder wenige Impulse hat, in ein Spiel einzusteigen. Es gibt Kinder, die erst nach mehrmaliger Aufforderung in ein paar Kisten schauen und sich dann wieder hinsetzen, um Sie mehr oder weniger erwartungsvoll anzuschauen. Das Kontinuum reicht von Kindern, die sich erst einmal alles in Ruhe ansehen, um dann ein Spiel auszuwählen, bis zu Kindern mit eher chaotisch anmutender Vorgangsweise, die alles herausholen und sehr viele Spielideen gleichzeitig beginnen.

Weiters ist wichtig, ob das Kind Sie in sein Spiel miteinbezieht. Auch hier existiert ein breites Spektrum an Möglichkeiten. Manche Kinder „versinken" im Puppenhaus und spielen allein vor sich hin, sehr erfüllt von ihrer Tätigkeit. Andere „brauchen" Sie unbedingt als Partner:in, um in ein Spiel hineinzukommen, und binden Sie recht fordernd ein. Wichtig ist wiederum wahrzunehmen, was das Verhalten des Kindes in Ihnen auslöst. Haben Sie Lust, „mitzugehen", oder stoßen die Spielpläne in Ihrem Inneren schnell auf Widerstand? Möchten Sie mitspielen, aber nur wenn Sie die Führung übernehmen dürfen? Sie können recht sicher sein, dass das, was das Verhalten des Kindes in Ihnen auslöst, auch bei anderen Spielpartner:innen aufkommt.

Beobachten ist eine komplexe Fähigkeit. Der Ausspruch „Alle Augen schauen, wenige beobachten, sehr wenige erkennen" (Albert Sánchez Piñol) beschreibt, dass Erkenntnisse aus einer Beobachtung in mehreren Schritten gewonnen werden. Am Beginn steht eine ergebnisoffene, absichtslose Wahrnehmung, die sich vorschneller Wertungen enthält. Erst wenn phänomenologisch beschreibbar ist, was passiert, können in einem zweiten Schritt bewusst Interpretationen und erste Hypothesen generiert werden.

Die Unterscheidung zwischen dem, was wir tatsächlich wahrnehmen, und unseren Interpretationen bedarf besonderer Aufmerksamkeit.

6.2 Parallel spielen

Parallel zu spielen meint, die gleiche Tätigkeit parallel zu Ihren Patient:innen auszuüben. Das mag zunächst seltsam anmuten, hilft Kindern und Jugendlichen aber im Allgemeinen, sich nicht beobachtet zu fühlen und sich daher mit voller Konzentration einer Aufgabe zu widmen.

In der psychotherapeutischen Praxis kommt diese Methode beispielsweise beim Malen oder beim Anfertigen einer Collage zum Einsatz und erweist sich dabei als besonders wertvoll. Wenn die Kinder/Jugendlichen für sich selbst eine Collage anfertigen, indem sie aus verschiedensten Zeitschriften „aus dem Bauch heraus" Bilder wählen, diese ausschneiden und damit ein neues Bild anfertigen, machen Sie als Therapeut:in dasselbe direkt neben ihnen – allerdings nicht für sich, sondern für die Kinder/Jugendlichen. Sie schalten also selbst in den Modus „passives Wollen" und wählen Bilder, die damit zu tun haben, wie Sie die Kinder/Jugendlichen aktuell wahrnehmen und was sie vielleicht in Zukunft sein werden oder brauchen könnten. Im Anschluss vergleichen Sie die beiden Werke. Dabei lösen die Collagen der Therapeut:innen bei den Patient:innen durchaus viele Emotionen aus und werden sehr gerne angenommen.

6.3 Mitspielen

Beim Mitspielen lassen sich erneut verschiedene Haltungen unterscheiden. So können Sie als Protagonist:in, Antagonist:in, Trainer:in, Helfer:in, Sparringspartner:in, Schiedsrichter:in oder als Korrektiv zum Einsatz kommen (Höfer, 2016).

Je nach Therapiephase bieten sich unterschiedliche Schwerpunkte an. Manchen Kindern/Jugendlichen fällt es schwer, wenn Therapeut:innen die eigene Rolle ausbauen und beispielsweise vom Spiel als Protagonist:in zur Antagonist:innenposition wechseln.

In einem solchen Spiel werden Psychotherapeut:innen oft als Spielpartner:in instrumentalisiert. Dann beginnt sich die Psychotherapie im Kreis zu drehen – vergleichbar mit der Therapiesituation bei einer dependenten Persönlichkeitsstörung, in der Therapeut:innen in das System der Patient:innen miteinbezogen werden und nur noch Ratschläge geben.

Um eine solche Schleife zu verlassen, bedarf es einer – möglichst empathischen – Konfrontation. Die Patient:innen müssen erfahren, dass sie immer wieder Spielimpulse anderer (und vielleicht auch eigene) überhören bzw. nicht zulassen.

Es gilt nun zu entscheiden: Spielen Patient:innen Inhalte mit starrer Rollenfestlegung immer wieder, weil sie „es brauchen", findet also mittels Spiel eine Bearbeitung motivational und emotional bedeutsamer Inhalte statt, wodurch die Kinder/Jugendlichen irgendwann „von selbst“ dazu bereit sind, die starre Rollenfestlegung zu verlassen? Oder besteht die Gefahr, dass das Spiel sich „festfährt“ und Input von außen erfordert? Meist handelt es sich nicht um ein Entweder-oder, sondern um ein Und. Dann entscheidet der zeitliche Rahmen, dass ein Eingreifen in eine Spielschleife notwendig ist, um Entwicklungen in Gang zu bringen.

Rollenflexibilität ist das Ziel – zunächst modellhaft auf Therapeut:innenseite, danach auch bei den Patient:innen. Ähnlich wie bei der therapeutischen Arbeit mit Persönlichkeitsakzentuierungen versucht wird, die eingeschränkte Auswahl der verfügbaren Rollen zu erweitern, ist es auch das Ziel im freien Spiel, bei Kontaktspielen, bei Rollenspielen und bei Regelspielen, „die Seiten“ wechseln und damit eine Bandbreite an verschiedenen Emotionen und Motiven zulassen und regulieren zu können.

6.4 Führen

Beim Führen nehmen Sie selbst gar nicht am Spiel teil, sondern leiten „von außen“ an. Dies kommt etwa bei Entspannungsübungen, anderen körperlichen Übungen, bei hypnosystemischen Techniken o. Ä. zum Einsatz.

Führen ist ein Top-down-Prozess. Im Rahmen einer direktiven Psychotherapie, als die sich die Verhaltenstherapie auch versteht, ist Führen unbedingt notwendig. Ein Zuviel an Top-down-Interventionen wirkt sich negativ auf den Beziehungskredit aus, den Sie im Kontakt mit Ihren jungen Patient:innen aufbauen. Ein Mangel an Führung beeinträchtigt gegebenenfalls die Wirksamkeit der Psychotherapie.

In der Psychotherapie mit Kindern und Jugendlichen geraten vor allem Ausbildungskandidat:innen aufgrund sehr eindringlich formulierter elterlicher Aufträge unter Druck. Nicht wenige Eltern rufen, bevor man ihnen dieses Verhalten freundlich, aber bestimmt abgewöhnt, in der Anfangsphase einer Psychotherapie gerne am Morgen der Therapiestunde an, um Ihnen die ihrer Meinung nach notwendigen „Informationen“ zu geben. „Könnten Sie das heute mit ihr/ihm besprechen? Ich weiß mir wirklich nicht mehr zu helfen.“ Oder auch: „XY hat sich schon wieder geritzt. Ich will, dass Sie das wissen, denn vielleicht sagt sie es Ihnen ja nicht!“ Bei vielen Kolleg:innen verharren die Aufträge im Kopf und es entsteht eine gefühlte Verpflichtung, diesen nachzukommen. Das ruft bei fast allen Jugendlichen, aber auch bei den meisten Kindern Reaktanz hervor. Nicht ihre Themen kommen zur Sprache, sondern sie werden „ferngesteuert".

Am einfachsten stoppen Sie dieses Verhalten, indem Sie die Eltern nochmals auf die vorab festgelegten Rahmenbedingungen hinweisen, nämlich dass alles, was zwischen Ihnen passiert, der Patientin bzw. dem Patienten rückgemeldet wird.

Aus psychotherapeutischer Sicht sollten Sie dann führen,

- wenn es darum geht, spezifisches, scharf umgrenztes Verhalten zu trainieren (z. B., sich gezielt und mit passenden Methoden zur Wehr zu setzen, die Frustrationstoleranz zu erhöhen oder einem Kind, das zu viel lügt oder schummelt, sein Verhalten gezielt für einen klar umgrenzten Zeitraum zu spiegeln oder dieses Verhalten aktiv zu begrenzen);
- wenn psychotherapeutische Ziele, die mit den Zielen der Patient:innen nicht unbedingt deckungsgleich sind, in der Therapie zu wenig vorkommen (z. B., wenn trennungsängstliche Kinder keine Lust auf eine erste Übernachtung im eigenen Bett haben oder wenn Jugendlichen die Distanzierung von selbstschädigenden Verhaltensweisen nur unzureichend gelingt).

6.5 Und was ist mit dem Transfer?

Bei einem Teil der kreativen Möglichkeiten erklärt sich der Transfer von selbst, etwa wenn geübt wird, sich gegen Angreifer:innen verbal zur Wehr zu setzen, bzw. in allen Situationen, die nahe am Alltag der Kinder/Jugendlichen ansetzen.

Was aber ist mit dem freien Spiel, den Kontaktspielen, Spielen im Sandkasten o. Ä.? Tatsächlich erleben sich Kinder und Jugendliche dabei neu, anders, treten mit ihrem eigenen Selbst in Kontakt und bearbeiten oft tiefgehende Konflikte wie z. B. Loyalitätskonflikte.

Verwiesen sei hier auf die Therapie mit Erwachsenen, wo etwa ein Überschreiben der Vergangenheit, wie es mittels Imaginationen in der Schematherapie (Young, 2008) vermittelt wird, bei einigen Patient:innen Fragen nach dem Transfer in die Alltagswirklichkeit aufwirft. Sie können diese Patient:innen bitten, das Erlebte bis zur kommenden Stunde wirken zu lassen, ohne es zu zerdenken. Sollten dabei Fragen auftreten, werden diese in der nächsten Stunde ausführlich besprochen.

Spielen Therapeut:innen, wie oben angeführt, beim Anfertigen von Collagen parallel mit, lassen sich Ideen, ausgelöste Emotionen, Assoziationen sowie Motive gut benennen und somit in ihrer Bedeutung für den Lebensalltag von Kindern und Jugendlichen beleuchten. Dieser Transfer ist jedoch nicht immer klar greifbar und tatsächlich können Versuche, etwas unbedingt zu transferieren, eher schädlich als nützlich sein.

Die wesentliche Aufgabe der Psychotherapeut:innen selbst besteht wohl darin, immer wieder phänomenologisch zu beschreiben, was aktuell passiert, wie das Geschehen interpretiert werden könnte, wie diese Interpretationen zu den aktuellen Hypothesen und Therapiezielen passen – ob also der psychotherapeutische Prozess auf einem richtigen Weg ist. Ein Versuch, Transfermöglichkeiten für spielerisches Geschehen in den Alltag zu verbalisieren, gestaltet sich eher unglücklich, wenn dies mit unzureichenden Mitteln erzwungen wird. Das zerstört oft den Zauber und verfehlt die eigentlichen Veränderungen in der Selbstwahrnehmung und im Aufgreifen motivationaler Bedürfnisse.

Teil 2: Methoden

7 Kreative Methoden im Bereich der Diagnostik

Das folgende Kapitel versammelt kreative Vorgehensweisen aus dem Bereich der (verhaltenstherapeutischen) Diagnostik mit Kindern und Jugendlichen. Die hier angeführte Zusammenstellung beinhaltet eine leichte Veränderung bzw. Erweiterung diverser Methoden und hat sich in der Praxis bewährt. Das Besondere an diesem Gesamtpaket ist, dass diese Art von Diagnostik Kindern und Jugendlichen entgegenkommt, weil sie Freude bereitet. Während Sie als Therapeut:in also die Diagnostik durchführen, können Sie mit dem professionellen Einsatz dieser Verfahren bereits erste Interventionen setzen und Beziehungskredit aufbauen.

Kinder und Jugendliche, die in die psychotherapeutische Praxis kommen, durchlaufen folgende Verfahren, die auf eine Erfassung ihrer aktuellen Befindlichkeit abzielen:

- Child Behavior Checklist (CBCL/6-18R, Döpfner et al., 2014), ausgefüllt durch die Eltern und/oder andere Bezugspersonen; alternativ im Fall von Jugendlichen der Youth Self Report (YSR/11-18R, Döpfner et al., 2014);
- Satzergänzungstest (SET, für verschiedene Altersgruppen);
- Familie in Tieren (FIT, Brem-Gräser, 2023);
- Colour how you feel (CHYF, Ziffer & Shapiro, 1992);
- Familiendiagnostik mittels Systembrett;
- Symptomdarstellungen.

Eine Abklärung des kognitiven Potenzials (Leistungsdiagnostik, Teilleistungsdiagnostik) ist bei Kindern und Jugendlichen oft essenziell. Darauf wird hier nicht näher eingegangen, da es sich nicht um kreative Methoden handelt.

Der Satzergänzungstest (SET), die „Verzauberte Familie“ oder auch „Familie in Tieren“, die Befragung mittels „Colour how you feel“ (CHYF) sowie die Familiendiagnostik mittels Systembrett generieren eine Vielzahl an Informationen, die wunderbar zur Erstellung einer psychotherapeutischen Fallkonzeption beitragen. Ergänzt werden diese Verfahren durch die „Child Behavior Checklist“ (CBCL/6-18R) oder im Fall von Jugendlichen durch den „Youth Self Report“ (YSR/11-18R). Diese beiden Verfahren erlauben einen Überblick über problematische internalisierende und externalisierende Verhaltensweisen. Anhand von Normen können diese Verhaltensweisen als klinisch bedeutsam bewertet werden.

Die meisten der oben genannten Verfahren dürfen als bekannt vorausgesetzt werden. Im Folgenden sollen CHYF, Familiendiagnostik mittels Systembrett sowie die Möglichkeiten der Symptomdarstellung genauer beschrieben werden.

7.1 Colour how you feel

Der Test ist dem „Children’s Self Report and Projective Inventory“ (Ziffer & Shapiro, 1992) entnommen. Die englische Originalversion gibt eine etwas andere Instruktion als hier angeführt, beispielsweise geben Ziffer und Shapiro die Farben für die Gefühle vor.

Der CHYF ist eines der einfachsten mir bekannten Testverfahren. Es generiert mittels Papier und Bleistift und praktisch ohne Auswertungszeit eine Vielzahl relevanter Informationen. Da es bei der Durchführung jedoch oft zu Missverständnissen kommt, folgt hier eine kurze Anleitung. Diese wird durch Bilder ergänzt, die in der praktischen Arbeit mit CHYF entstanden sind.

7.1.1 CHYF: Die eigene Person

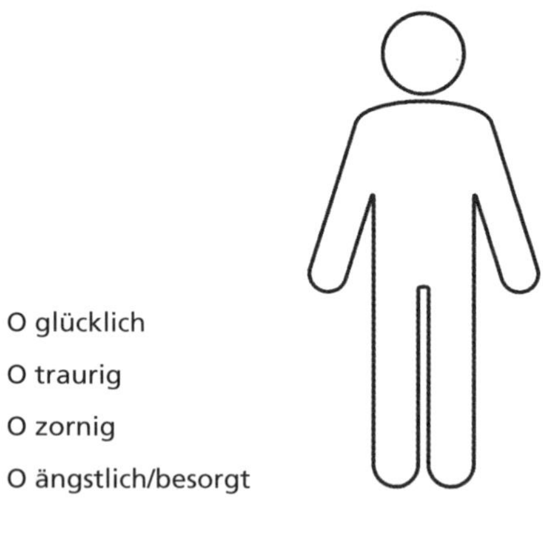

Abb. 6: Colour how you feel, Vorlage Blatt 1 (Ziffer & Shapiro, 1992)

Zu Beginn des CHYF fragen Sie am besten: „Welche Gefühle kennst du?" Diese offene Frage generiert oft überraschende Informationen, etwa wenn die spontane Antwort lautet: „Langeweile" oder „krank sein". Sie notieren sich die von den Patient:innen genannten Gefühle und erhalten einen ersten Überblick darüber, mit welchen Emotionen diese Kinder/Jugendlichen des Öfteren befasst sind.

Im zweiten Schritt verweisen Sie auf die auf der Vorlage genannten Gefühle und bitten die Kinder und Jugendlichen, aus einer bereitgestellten Farbstiftpalette jene Farben zu wählen, die ihrer Ansicht nach am besten zu den notierten Gefühlen passen. Auch hier können Sie beobachten, wie schnell sich Ihre Patient:innen entscheiden, ob sehr unterschiedliche oder sehr ähnliche Farben gewählt werden und ob die Farben in etwa zu den genannten Gefühlen passen. Wenn Rot für Traurigkeit gewählt wird und Blau für Wut, kann das ein Zufall sein, es kann sich aber auch um Überlagerungen, Verwechslungen o. Ä. handeln.

Nun besteht die Aufgabe der Patient:innen darin, den dargestellten Körperumriss mit den Gefühlen zu bemalen, die sie in ihrem Alltag, also im Allgemeinen, am häufigsten empfinden. Dabei gibt es kein Richtig und kein Falsch. Die Instruktion könnte wie folgt lauten:

> „Wie geht es dir im Allgemeinen? Mal diesen Körperumriss mit den Gefühlen aus, die dich im Alltag begleiten. Es gibt kein Richtig und kein Falsch. Mach es einfach so, wie es dir vorkommt. Du kannst auch überlegen, ob du bestimmte Gefühle in bestimmten Bereichen deines Körpers fühlst, und malst sie dann dorthin. Das muss du aber nicht!"

Ihre Aufgabe ist es zu notieren, mit welchem der vier Gefühle Glück, Traurigkeit, Zorn, Angst/Sorge die Kinder/Jugendlichen beginnen. Weitere Beobachtungen können sich darauf beziehen, wie sich die Patient:innen in diese Arbeit vertiefen (akribisch, sehr genau etc.). Sind die Patient:innen fertig mit der Bemalung des Körperumrisses, stellen Sie Fragen zu den Gefühlen, und zwar in der Reihenfolge, in der sie selbst diese gezeichnet haben:

> „Ich sehe, du hast mit der Wut begonnen. Wann warst du das letzte Mal wütend? Was macht dich im Allgemeinen wütend?"

Hieraus entsteht ein vertieftes Gespräch, sodass dieser erste Teil des CHYF oft eine ganze Therapieeinheit in Anspruch nimmt. Ergänzend können Sie auch bereits Formen der Gefühlsbewältigung abfragen („Was machst du, wenn du traurig bist? Was hilft dir?“).

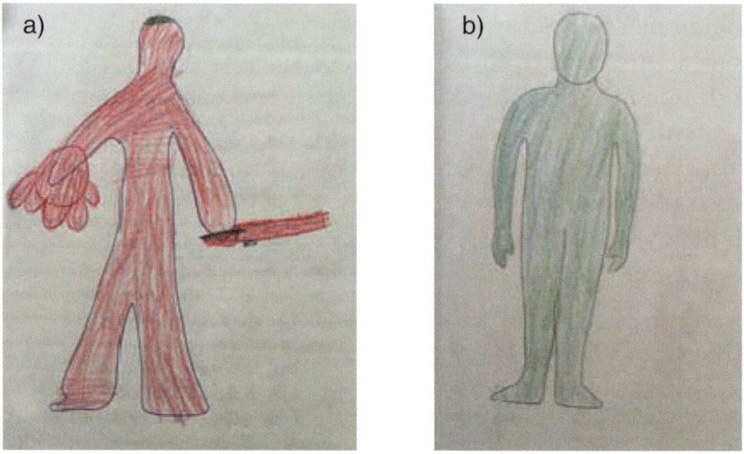

Abb. 7: CHYF mit einem elfjährigen Jungen, Vorstellungsgrund Lese-Rechtschreib-Schwäche sowie oppositionelles Verhalten mit Geschwisterrivalität. Die Farbzuordnung war glücklich: grün, traurig: hellblau, zornig: rot, ängstlich/besorgt: grau. Abbildung 7a) bezieht sich speziell auf die Schule.

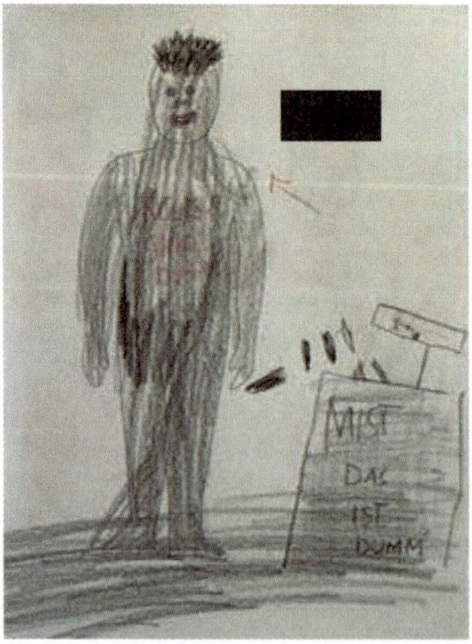

Abb. 8: CHYF mit einem zehnjährigen Jungen, Vorstellungsgrund ADHS bzw. Verdacht auf F 90.1 Hyperkinetische Störung des Sozialverhaltens. Die Farbzuordnung war glücklich: gelb, traurig: blau, zornig: schwarz, ängstlich: rot. Der Name des Jungen wurde geschwärzt.

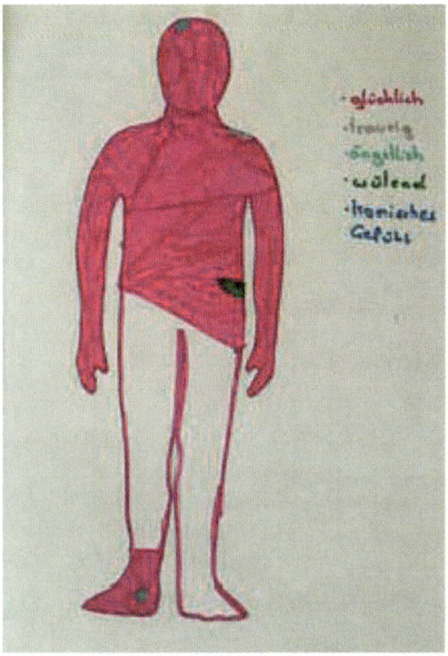

Abb. 9: CHYF mit einem 13-jährigen Mädchen, Vorstellungsgrund selbstverletzendes Verhalten. Farbzuordnung wie auf dem Blatt angeführt. Die vier Grundgefühle wurden von dem Mädchen um ein „komisches Gefühl" ergänzt.

Darstellungen mittels CHYF haben oft eine große Kraft. In Abbildung 7 stellt sich der Junge gleichermaßen glücklich und traurig dar (die beiden Farben überlagern einander). Das Gefühl „ängstlich/besorgt" kommt in keiner der beiden Abbildungen vor. Die Trennung zwischen Schule und zuhause ist nicht üblich und ging von dem Jungen selbst aus. Der Junge in Abbildung 8 verwendet die Farbe Schwarz (für Zorn) und illustriert mit wenigen Worten („Alle sind dumm", „Mist", „Das ist dumm") seine aktuelle Befindlichkeit. Das Mädchen in Abbildung 9 skizziert negative Gefühle nur als Punkte bzw. sehr kleine Flächen innerhalb ihrer Hauptfarbe Rosa („glücklich"); auffallend sind auch scharfe Trennlinien und Leerstellen in der Zeichnung. Eine phänomenologische Beschreibung des Bildes empfiehlt sich vor jeder Interpretation.

7.1.2 CHYF: Emotionale Familiendiagnostik

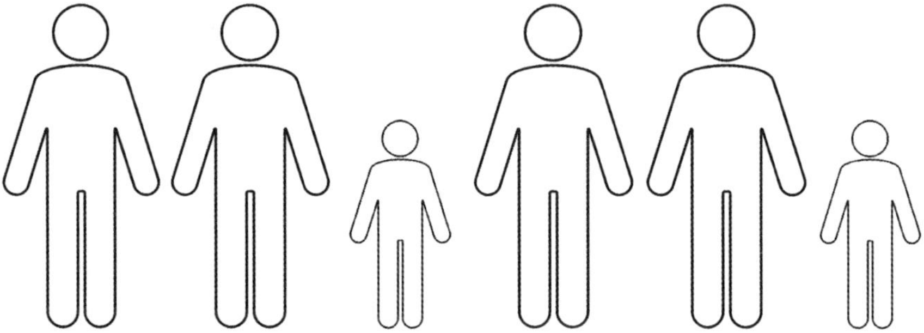

O glücklich	O glücklich	O glücklich	O glücklich	O glücklich	O glücklich
O traurig	O traurig	O traurig	O traurig	O traurig	O traurig
O zornig	O zornig	O zornig	O zornig	O zornig	O zornig
O ängstlich/ besorgt	O ängstlich/ besorgt	O ängstlich/ besorgt	O ängstlich/ besorgt	O ängstlich/ besorgt	O ängstlich/ besorgt

Anmerkungen: ______________________________

Abb. 10: CHYF, Vorlage Blatt 2 (nach Ziffer & Shapiro, 1992)

Die für die Gefühle gewählten Farben bleiben in Teil 2 des CHYF die gleichen. Diesmal bitten Sie Ihre Patient:innen, alle Personen aufzuzählen, die zur eigenen Familie gehören. Auch hier erhalten Sie relevante Informationen, etwa wenn die Grenzen der eigenen Familie unklar sind und auch Freund:innen dazu gezählt werden.

Die nicht ganz einfache Aufgabe der Patient:innen ist, die dargestellten Körperumrisse mit Namen bzw. Bezeichnungen („Mama", „Papa" etc.) zu versehen und dann die Gefühle hineinzumalen, die diese Menschen im Allgemeinen bei ihnen auslösen. An dieser Aufgabe scheitern manche Kinder, denen diese Form von Innenschau nicht gelingt. Sie malen also nicht, welche Gefühle die Mutter in ihnen auslöst, sondern die Gefühle, die sie häufig bei der jeweiligen Bezugsperson beobachten können. Erfahrungsgemäß kann man auf diesen Fehler hinweisen und die Instruktion wiederholen – was jedoch oft nichts an der Auffassung der Kinder ändert. Dann sollten Sie nehmen, was Sie bekommen, denn auch die Information, mit welchen Gefühlen die Kinder ihre Eltern im Allgemeinen erleben, ist wertvoll.

Im Anschluss daran gehen Sie wieder systematisch die dargestellten Ergebnisse durch:

„Ich sehe, bei deinem Papa hast du ganz viel Glück hineingemalt und ein wenig Wut und Angst. Wie macht dein Papa dich glücklich? Wie passiert das, dass der Papa dich ängstlich macht?"

Sollten, wie oben beschrieben, die Patient:innen die Gefühle darstellen, die die Bezugspersonen im Alltag zeigen, lässt sich fragen: „Wann ist der Papa denn wütend?"

Es lohnt sich, hier schematisch vorzugehen und tatsächlich alle Informationen abzufragen. Denn gerade die am kleinsten gezeichneten Gefühle generieren oft die relevantesten Informationen. Aber auch wenn das Kind stark polarisiert, etwa nur Glück wahrnimmt oder nur Wut, ist dies eine sehr relevante Information. Bei jüngeren Kindern kann es in einem solchen Fall wichtig sein, darauf hinzuweisen, dass in einer Person mehrere Gefühle Platz haben. Mitunter überlagern sich Gefühle oder die Farben werden so ähnlich gewählt, dass eine Differenzierung mit bloßem Auge kaum noch gelingt. Fallweise passiert es auch, dass alle schlechten

Gefühle einer Person im Familiensystem zugeschrieben werden, während alle anderen ausschließlich positive Gefühle auslösen. Polarisierte und idealisierte Darstellungen deuten im Allgemeinen auf Verzerrungen der Wahrnehmung hin und sind daher wichtig.

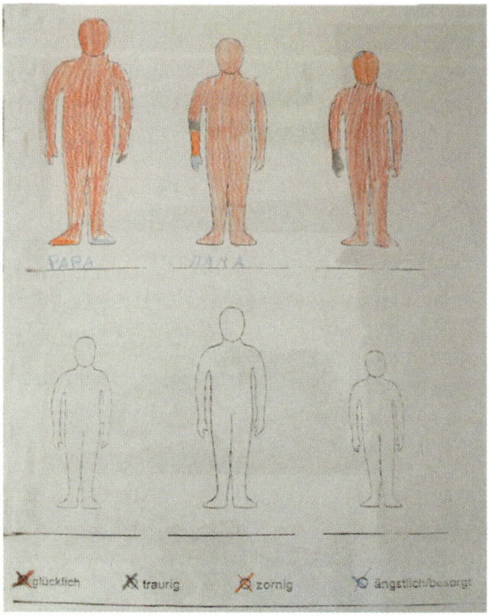

Abb. 11: CHYF-Familiendiagnostik mit dem bereits in Abbildung 9 erwähnten 13-jährigen Mädchen, Vorstellungsgrund selbstverletzendes Verhalten. Für die Familienmitglieder wurden neue Farben gewählt (siehe Zeichnung). Sehr auffällig ist die Ähnlichkeit der Farben für „glücklich" und „zornig". Neben Vater und Mutter ist die ältere Schwester dargestellt.

7.2 Familiendiagnostik mittels Systembrett

Tatsächlich hängt die Qualität der Erfassung von Informationen mittels Systembrett sehr von den Vorerfahrungen und der Kompetenz der durchführenden Therapeut:innen ab. Nach der folgenden Anleitung können Sie vorgehen, nicht jedoch ohne auf Ihr Basiswissen zurückzugreifen. Besonders wichtig ist die Trennung von phänomenologischer Betrachtung/ Beschreibung und Interpretation. Die präsentierte Anleitung richtet sich in weiten Teilen, wenn auch modifiziert, nach Fragen zur Familie, wie sie Görlitz (2004) beschrieben hat, sowie nach der Vorgangsweise des Familiensystemtests (FAST, Gehring, 1998).

Die Aufstellung selbst erfolgt mittels Systembrett. Wieder wird mit der Frage begonnen, wen das Kind oder die/der Jugendliche zur Familie zählt. Bei der Aufstellung geht es zunächst um die Kernfamilie (Mutter, Vater,

Kind/Jugendlicher, leibliche Geschwister), die je nach Fall erweitert werden kann, etwa um Patchworkkonstellationen, wenn diese zur Alltagsrealität der Kinder/Jugendlichen gehören, oder um zentrale Bezugspersonen wie z. B. Großeltern, wenn diese in die Betreuung der Kinder/Jugendlichen aktiv eingebunden sind oder eine sonstige relevante Rolle in der Familie einnehmen.

Manchmal wollen Kinder/Jugendliche Freund:innen auf das Systembrett stellen. Oft sind diese Freund:innen bei näherer Betrachtung emotional wenig verlässlich und scheinen eher eine Lücke zu füllen als tatsächlich im Leben der Kinder/Jugendlichen für Fülle zu sorgen. Unrealistische Zuschreibungen und Sehnsüchte sind in solchen Fällen häufig zu beobachten.

Es empfiehlt sich, auf Übersichtlichkeit zu achten und zunächst mit nur wenigen Personen zu beginnen.

7.2.1 Die „neutrale" Aufstellung

Die Patient:innen wählen nun für jedes Mitglied der aufzustellenden Familie eine Figur. Die Figuren der gängigen Systembretter unterscheiden sich nach Form (rund, eckig), Größe und auch Farbe (neutral bzw. diverse Farben).

Eine Instruktion könnte wie folgt lauten:

> „Stelle die Figuren auf das Brett, und zwar so, wie es dir für deine Familie passend vorkommt oder erscheint. Du kannst die Figuren nah zusammenstellen oder weit voneinander entfernt. Sie können sich ansehen oder auch nicht. Du kannst sic in der Mitte des Bretts hinstellen, an den Rand … wo du willst. Auch das Brett kannst du, wenn du möchtest, in zwei Hälften teilen oder zusammenschieben. Es gibt kein Richtig und kein Falsch!"

Sehr oft sagen Patient:innen nach Fertigstellung und Interpretation, sie hätten nicht darauf geachtet, ob sich die Figuren ansehen oder nicht. Meiner Erfahrung nach stimmt das nur bedingt. Aufstellen ist ein intuitiver Prozess. Es spricht nichts dagegen, eher viel dafür, mit einem ersten Ergebnis zu arbeiten. Natürlich darf auch korrigiert werden, aber die Erfahrung zeigt, dass Patient:innen dann sehr viel zu denken beginnen, Intuition also durch Kognition ersetzen und damit die Ergebnisse nicht unbedingt brauchbarer machen.

Doch was bedeutet brauchbar? Zunächst geht es um ein gemeinsames phänomenologisches Betrachten und Beschreiben. Die Kinder/Jugendlichen werden aufgefordert, aufzustehen, die eigene Aufstellung zu umrunden und von allen Seiten zu betrachten. Gemeinsam wird nun versucht, das entstandene Bild so zu beschreiben, als wäre es nicht die eigene Aufstellung oder als sähen die Patient:innen diese Darstellung zum ersten Mal.

Ein phänomenologisches Beschreiben, ohne zu interpretieren, könnte in etwa so aussehen:

„Auf einem zusammengeschobenen Brett sehen wir vier Figuren. Alle Figuren haben unterschiedliche Größen und Farben, aber sie sind alle rund. Die Figuren haben ungefähr den gleichen Abstand voneinander, es gibt keine Figur, die näher bei einer anderen steht. Zwei Figuren stehen einander gegenüber, die anderen wirken beliebig verteilt. Die beiden einander gegenüberstehenden Figuren haben Blickkontakt, während die anderen an allen vorbeisehen …"

Nach dieser Frage des „Was siehst du?" bitten Sie die Patient:innen zu sagen, wer welche Figur darstellt – falls das nicht schon passiert ist.

In einem nächsten Schritt geht es nun darum, zu erfahren, wie das beschriebene Bild auf Sie selbst als Therapeut:in und auf die Patient:innen wirkt. Welche Empfindungen erzeugt das Betrachten des Bildes, wie kommt es Ihnen selbst und Ihren Patient:innen vor? Herrscht zu viel Enge, möchte man es weiter haben, möchte man gerne jemanden näher stellen? Auch hier empfiehlt es sich, die Aufstellung aus einem neutralen Blickwinkel zu betrachten.

Danach wird erarbeitet, was diese Aufstellung mit der aktuellen Familie zu tun hat. Es geht nicht um eine Interpretation durch die Therapeut:innen, sondern darum, das erzeugte Bild gemeinsam zu reflektieren. Mit Aufstellungen erfahrene Therapeut:innen melden etwa zurück, dass einander gegenüberstehende Figuren oft auf einen Konflikt hindeuten. So könnte man beispielsweise fragen:

„Diese beiden Figuren stehen einander gegenüber. Eine solche Konstellation wird oft mit Konflikten in Verbindung gebracht. Kennst du etwas, worüber die beiden Figuren streiten? Kann das stimmen?"

Es geht also um gemeinsames Erkennen und Benennen. Die Aufstellung wird mit weiteren Fragen vertieft, wie z. B.:

„Was glaubst du, welche Figur fühlt sich in dieser Aufstellung am wohlsten? Gibt es jemanden, dem es besser geht als den anderen? Gibt es jemanden, mit dem du gerne den Platz tauschen würdest?"
„Gibt es jemanden, dem es nicht gut geht?"
„Gibt es eine Position in der Familie, mit der du gerne tauschen würdest?"
„Was denkst du, welche dieser Figuren hat den meisten Spaß? Und wer ist am traurigsten?"
„Gibt es hier Personen, die sich besonders gut verstehen? Und verstehen sich manche Personen gar nicht oder streiten viel?"
„Fehlt noch etwas? Möchtest du noch etwas sagen?"

Weitere geeignete Fragen finden Sie, wie oben bereits erwähnt, in den „Familienfragen" von Görlitz (2004).

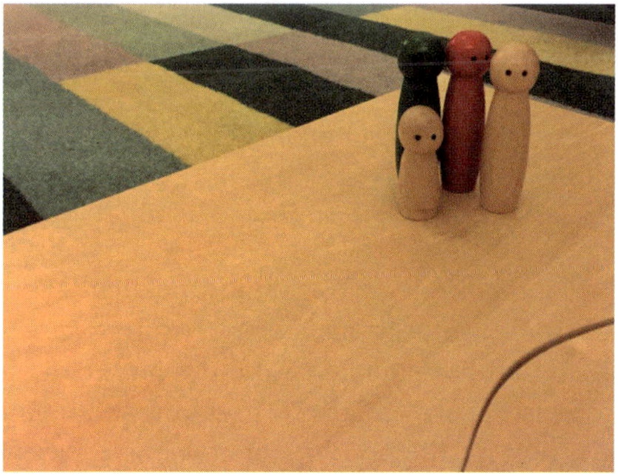

Abb. 12: Darstellung der Familie des bereits beim CHYF vorgestellten 13-jährigen Mädchens, Vorstellungsgrund selbstverletzendes Verhalten. Am unteren Eck wird die potenzielle Trennlinie des Bretts sichtbar.

Das Beispiel in Abbildung 12 zeigt, dass das Mädchen die Familie dicht aneinandergedrängt in einer Ecke des Systembretts platziert hat. Der Vater ist rot, die Mutter grün, die drei Jahre ältere Schwester eine neutrale Figur, die bereits erwachsen zu sein scheint. Die ältere Schwester steht dicht beim Vater, das Mädchen selbst nahe und vor der Mutter. Der Vater blickt auf die ältere Schwester, alle anderen Figuren sehen nach vorn. Der verhältnismäßig größte Abstand besteht zwischen den Geschwistern. Es könnte u. a. interpretiert werden, dass diese Familie in einer Art und Weise zusammenhält, die für die Individualität der einzelnen Familienmitglieder kaum Freiraum lässt.

7.2.2 Systembrett und „Familie in Tieren" bzw. „Verzauberte Familie"

Wenn vertiefende Fragen eher oberflächlich beantwortet werden, etwa mit: „Wir verstehen uns alle gut!" oder: „Alle haben gleich viel Spaß!", verdeutlicht oft eine Umbesetzung der neutralen Spielfiguren durch Tiere das innerfamiliäre Geschehen. Bereitgestellt werden verschiedenste Figuren (Tiere, Fabelwesen, aber auch Menschenfiguren in verschiedenen Kontexten, neutrale Figuren verschiedenen Alters, Filmfiguren wie z. B. aus Star Wars, Vaiana o. Ä.), aus denen die Kinder/Jugendlichen wählen können.

Sie bitten nun Ihre Patient:innen, die Figuren auf dem Brett durch frei gewählte Figuren zu ersetzen. Wieder gibt es kein Richtig und kein Falsch und es soll eher intuitiv vorgegangen werden als kognitiv gesteuert. Die Kinder/Jugendlichen müssen ihre Wahl nicht verbal begründen können. Wie oben angemerkt, ist diese Vorgangsweise besonders dann sinnvoll, wenn Ihnen durch die Aufstellung allein relativ viel *nicht* klar geworden ist, wie es besonders zu Beginn der Verwendung dieser Technik oft vorkommt.

Die Aufstellung in Abbildung 13 gibt ein eindrückliches Beispiel. Am hintersten Rand des Bretts (bzw. je nach Betrachtungsweise am vorderen) steht ein kleines Lamm für den ersten Sohn der Eltern, der mit 2,5 Jahren an Krebs verstorben ist. Laut Patientin führen die Eltern eine Ehe mit viel Distanz. Der Orca steht für die Mutter, der erwachsene Esel für den Vater. Vorne rechts ist der zweite Sohn (also der ältere Bruder des Mädchens) als Pferd dargestellt, vorne links die Patientin selbst als kleiner Esel. Beide Kinder kamen erst nach dem Tod des ersten Sohns auf die Welt.

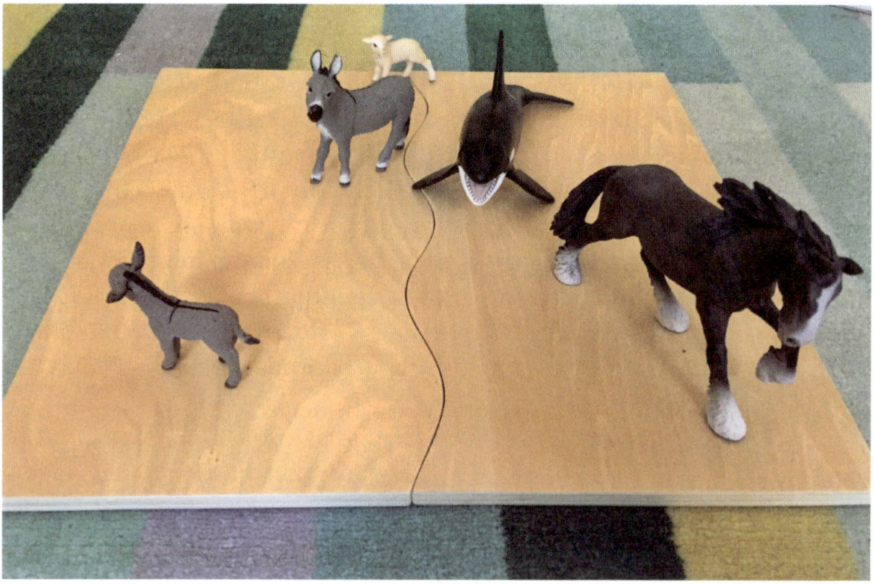

Abb. 13: Kombination aus Systembrett und „Familie in Tieren". Aufstellung einer 15-jährigen Patientin, Vorstellungsgrund F 50.0 Anorexia nervosa.

Vier der gewählten Tiere sind Landsäugetiere in kindlicher und erwachsener Form. Der Orca lebt in einem anderen Element (Wasser) und gilt als sehr intelligentes Raubtier mit viel Familiensinn.

Das Lamm steht genau über der Trennlinie des Systembretts, der Rest der Familie teilt sich auf die zwei Hälften auf. Es könnte interpretiert werden, dass das Lamm die Familie zusammenhält, obwohl es so klein ist. Eine erweiterte therapeutische Interpretation sowie auch eine Beschreibung therapeutischer Intervention erfolgen ab S. 89 ff.

7.2.3 Hierarchische Darstellung der Familie

Eine weitere sehr brauchbare Differenzierung der neutralen Aufstellung bietet der Familiensystemtest (FAST, Gehring, 1998). Mit dem FAST wird die hierarchische Organisation einer Familie psychometrisch ausgewertet. Zumeist genügt die qualitative Erfassung der Information, welche Personen in der dargestellten Familie viel Einfluss haben und welche wenig.

Die Instruktion könnte wie folgt lauten:

> „Hier hast du ein paar Bausteine. Es geht nun darum, darzustellen, wer in deiner Familie etwas zu sagen hat und wie viel. Also, wenn du findest, dass jemand viel Macht, Verantwortung oder Einfluss hat, dann stelle diese Figur bitte auf entsprechend viele Bauklötze. Es geht jetzt nicht darum, wer am stärksten ist, sondern auf wen gehört wird. Das müssen nicht immer Erwachsene sein, z. B. können auch kranke Menschen viel Einfluss auf eine Familie haben, etwa weil viele Dinge nicht gemacht werden können …"

Anschließend lassen Sie sich anhand von Beispielen schildern, welche Art und Form der dargestellte Einfluss hat. Viele Bauklötze bzw. extreme Erhöhungen können innerfamiliär genauso problematisch werden wie gar keine Unterschiede oder eine Umkehr zwischen den Kindern und Elternteilen. Letzteres deutet auf eine Parentifizierung der Kinder/Jugendlichen hin.

Auch die so gewonnenen Informationen können Sie gemeinsam mit ihren Patient:innen vertiefen und abfragen, wie sie das hierarchische Geschehen in der Familie empfinden.

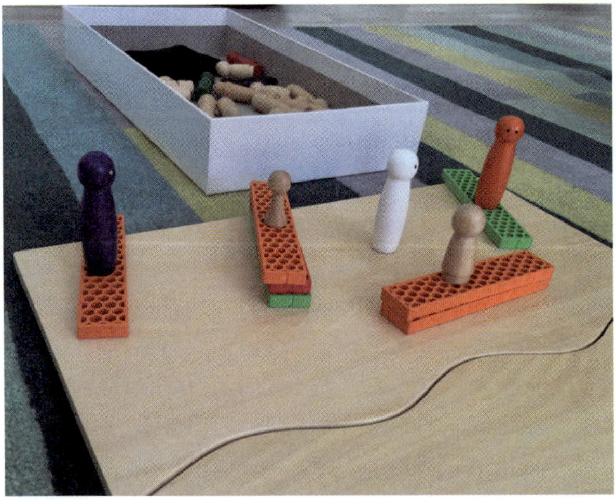

Abb. 14: Hierarchische Darstellung der Kernfamilie mittels Systembrett einer 16-jährigen Jugendlichen, Vorstellungsgrund depressive Verstimmung.

Die Patientin in Abbildung 14 stapelte die meisten Bausteine (drei) unter dem jüngeren Geschwisterkind, das zu diesem Zeitpunkt ein hoch problematisches Essverhalten zeigte. Die Jugendliche selbst (zwei Bausteine) befindet sich in Konfliktposition mit der als weiße, erwachsene Figur dargestellten Mutter, die zwischen den Geschwistern positioniert ist. Zwei erwachsene Figuren (jeweils ein Baustein, der geschiedene Vater links sowie die mütterliche Großmutter rechts) scheinen das Geschehen von etwas entfernten Positionen zu betrachten. Die Aufstellung deutet auf die Parentifizierung beider Kinder hin. Tatsächlich weist nicht nur der Vater eine psychische Problematik auf (manische Episoden in der Vergangenheit), sondern auch, wie sich herausstellen wird, die Mutter.

7.2.4 Ideale Darstellung der Familie

Ebenfalls aus dem FAST (Gehring, 1998) stammt die Idee, die Patient:innen in einem letzten Schritt die Aufstellung nach eigenen Wünschen umformen zu lassen.

> „Wenn es etwas gibt, das du verändern möchtest, dann darfst du das jetzt tun. Du kannst diese Aufgabe wieder intuitiv lösen, du musst also nicht nachdenken oder begründen, was du tust. Es gibt wie immer kein Richtig und kein Falsch."

Der Begriff „ideal" bezieht sich auf das Potenzial, das die neue, gewählte Position im Hinblick auf die eigene Bedürfnisbefriedigung sowie Beziehungs- und Gestaltungsmöglichkeiten besitzt.

Zunächst verbalisieren Sie die dargestellte Veränderung wieder im Sinne einer phänomenologischen Beschreibung, z. B.:

> „Ich sehe, du rückst hier mehr aus dem Blickfeld deiner Eltern. Wie ist das für dich? Gibt es Gefühle, die sich dadurch verändern? Würde sich für dich im Alltag etwas ändern, wenn diese Position möglich wäre?"

Wenn die angestrebte Lösung maladaptiv ist, etwa wenn eine 13-jährige Patientin auf die Mutter aufpassen möchte, können Sie dies thematisieren, ohne jedoch zu werten. Eine entsprechende Distanzierung bzw. ein Lösen aus der emotionalen Verstrickung mit der Mutter entspricht dann einem therapeutischen Ziel, das zunächst nicht unbedingt von der Patientin geteilt wird. Sie können auch eine andere Position vorschlagen und die Resonanz darauf bei der Patientin erfragen.

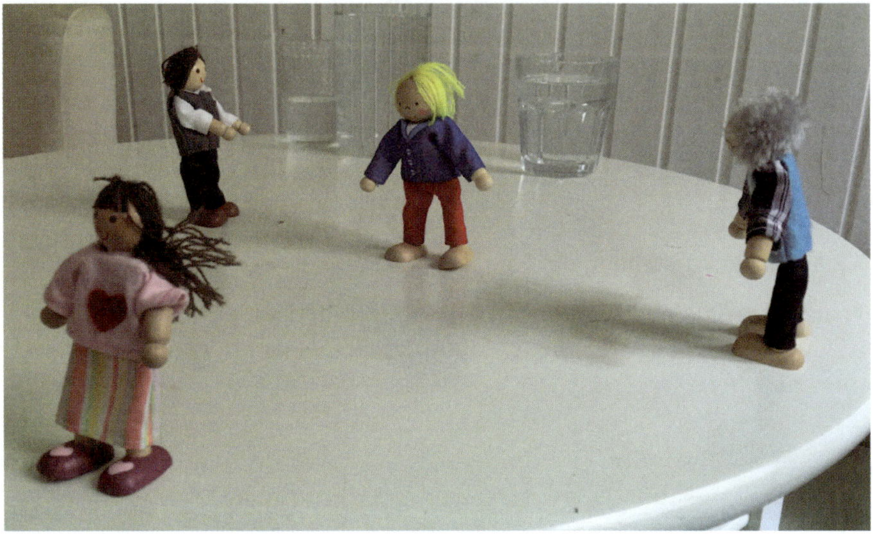

Abb. 15: Aufstellung der Familie einer 18 Jahre alten Patientin mittels Menschenfiguren und ohne Systembrett, Vorstellungsgrund Ängste, Panikattacken sowie Schulverweigerung.

Die Aufstellung in Abbildung 15 zeigt die Patientin als die blonde Figur, die zwischen den beiden Eltern steht. Vorne ist die ältere Schwester zu sehen, die vor einem Jahr für ein Studium im Ausland das Elternhaus verlassen hat.

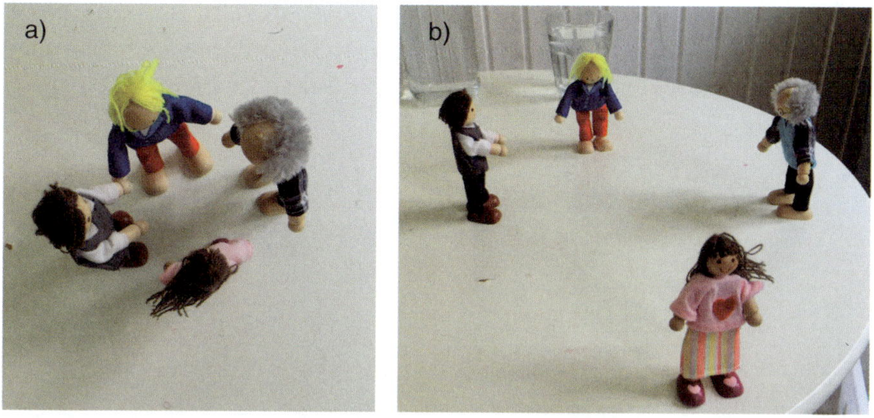

Abb. 16: Darstellung der idealen Familie durch die in Abbildung 15 vorgestellte Patientin (a) sowie Vorschlag der Psychotherapeutin (b).

In Abbildung 16a bringt die Patientin ihre ideale Vorstellung zum Ausdruck. Sie wünscht sich, stark aufeinander bezogen zu sein, was für die anstehenden Entwicklungsaufgaben (Matura, Verlassen des Elternhauses) unrealistisch scheint. Die Psychotherapeutin (Abbildung 16b) „befreit" die Figur der Patientin aus der Konfliktposition zwischen Mutter und Vater und belässt es bei diesem einen Schritt. Die Patientin wird dann gefragt, wie sich diese beiden Möglichkeiten anfühlen und worin sie sich unterscheiden, vor allem in Bezug auf den gelebten Alltag.

7.3 Symptomdarstellungen mit kreativen Mitteln

Ein weiterer kreativer Weg, diagnostisch relevante Informationen zu erlangen, sind bildliche Darstellungen der Symptomatik oder bestimmter Teile der psychischen Problematik.

Diese fungieren immer auch bereits als Intervention und Behandlung, da sich Kinder und Jugendliche dabei auf produktive und externalisierende Weise mit der psychischen Problematik auseinandersetzen.

Symptomdarstellungen können zu jedem Zeitpunkt der Therapie angeregt werden, und zwar immer dann, wenn es um die Umgrenzung, Darstellung oder das Festmachen der Problematik geht. Sie erlauben auch eine qualitative Evaluierung des psychotherapeutischen Prozesses: Hat sich das

Symptom bereits verändert und wenn ja, wie? Als diagnostisches Werkzeug vertiefen Symptomdarstellungen die Wahrnehmung auch eventuell impliziter Merkmale der präsentierten psychischen Problematik.

7.3.1 Gestalten von Bildern

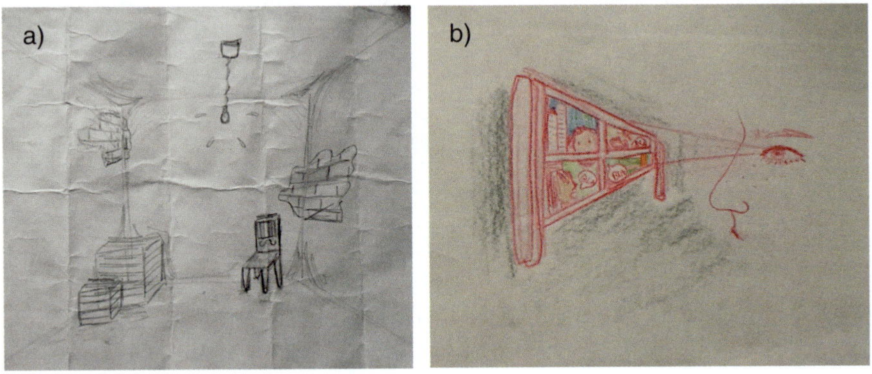

Abb. 17: Dieselbe psychische Problematik zu verschiedenen Zeitpunkten der Psychotherapie (Abstand 1 Jahr) einer 13-jährigen (a) bzw. 14-jährigen (b) Jugendlichen. Vorstellungsgrund bei Aufnahme der Psychotherapie: F 32.2 Schwere depressive Episode mit starken Empfindungen von Depersonalisation.

In Abbildung 17 bestand die Instruktion jeweils darin, das Gefühl, depersonalisiert zu sein, zu malen. Das Symptom selbst ist nicht verschwunden, aber die Jugendliche kommt als Beobachterin ins Bild. Wo zuvor kein Fenster war, zeigt sich nun ein lebendiges und buntes Bild voller Leben.

Das Malen der psychischen Problematik bewirkt eine Selbstaktualisierung, ein schärferes Umgrenzen der Problematik sowie damit einhergehend eine Distanz zum eigenen Problem. Folglich besteht neben dem diagnostischen Wert auch ein Interventionscharakter.

7.3.2 Situationen nachspielen

Das Nachspielen von Aspekten einer psychischen Problematik hilft immer dann, wenn unklar ist, was tatsächlich passiert, und vertiefende und konkretisierende Fragen ins Leere gehen. Kindern und auch Jugendlichen fällt das Nachspielen leichter, wenn sie die Situation in Miniaturform wiederfinden.

Die Instruktion könnte wie folgt lauten:

> „Deine Eltern haben gesagt, dass du immer wieder Wutanfälle hast, vor allem beim Fußballtraining. Ich möchte gerne wissen, wie es dazu kommt, und zwar ganz genau. Kannst du dich an einen Wutanfall beim Training erinnern? Wer war da alles dabei? Wir werden jetzt versuchen, alles, was damals passiert ist, nachzuspielen, mit allen Personen, die daran beteiligt waren, und auch all den anderen Dingen, an die du dich erinnern kannst. Wir schauen also auch, was davor und was danach passiert ist."

Ein Tipp-Kick-Spiel ist Ihr Mini-Fußballplatz und Sie lassen das Kind die verschiedenen Figuren der am Konflikt Beteiligten wählen. Anhand der Spielsituation können Sie nun abfragen, was die Figuren wollten, welche Gefühle sie hatten, wer vermutlich was gedacht hat etc.

Nachspielen eignet sich auch bei Trennungsängsten (z. B. die Trennungssituation selbst oder das Zu-Bett-Gehen), Mobbingsituationen, Prüfungsängsten u. Ä.

Spielen Kinder ihre Ängste nach, kann dies mitunter einen stark konfrontativen Charakter entwickeln. Die Kinder empfinden dann aktuell, was in der Angst auslösenden Situation passiert, und das Spiel verliert seinen „So tun als ob"-Charakter. Dies ist eine wichtige Information und verdeutlicht die oft überwältigenden Gefühle, denen sich beispielsweise Kinder mit emotionaler Trennungsangst hilflos ausgeliefert fühlen.

7.3.3 Visualisierung im Raum

Die eigene psychische Problematik mit kreativen Mitteln im Raum darzustellen, eignet sich dann, wenn die Wahrnehmung des Problems gezielt um implizite Bestandteile erweitert werden soll. Dabei geht es in erster Linie um die Wahrnehmung der Patient:innen selbst, aber auch um die der Therapeut:innen.

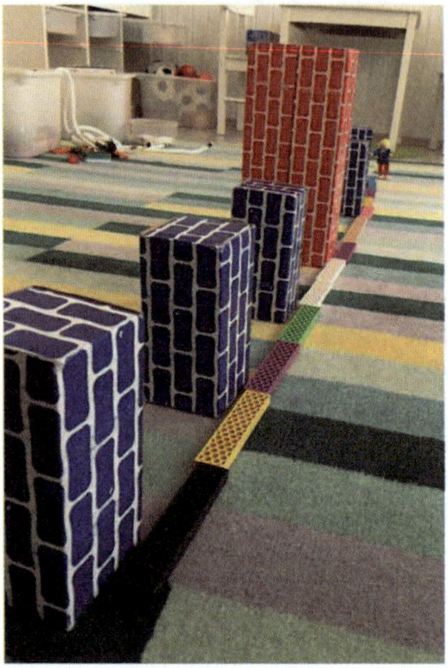

Abb. 18: Darstellung des neuen Schuljahres (mit der Matura am Jahresende) durch eine 18-jährige Patientin, Vorstellungsgrund F 41.0 Panikstörung und Schulverweigerung.

Im Beispiel der Abbildung 18 ist die Patientin ganz hinten selbst zu sehen, symbolisiert durch die kleine Puppe. Das Schuljahr erweist sich als lange Gerade mit unüberwindbar erscheinenden Herausforderungen. Der rote Block steht für das Fach Mathematik. Die Bausteine symbolisieren den Weg, den die Patientin als einzig möglichen empfindet.

Die Patientin, die selbst nicht verstehen konnte, warum „sie sich so anstellt", erkannte durch die bildliche Darstellung, wie überwältigend und groß ihr die anstehenden Herausforderungen tatsächlich erschienen. Auch die subjektive Empfindung, wie öde, leer und langweilig dieser Weg aussieht und wie allein die Patientin sich bei dessen anstehender Bewältigung fühlt, konnte sichtbar und erlebbar gemacht werden.

Wie oben bereits erwähnt, überschneidet sich hier das Generieren von diagnostisch relevanten Informationen mit therapeutischen Interventionen. Es liegt nahe, das Bild zu verändern, genauso wie es beim Nachspielen von Situationen dazu kommen kann, dass erste Lösungsansätze sichtbar werden.

8 Freies Spiel: Im Kontakt mit sich selbst sein

Auszug aus Tab. 3: Kreative Methoden in der ambulanten Praxis: freies Spiel

Freies Spiel
freies Spiel
malen, zeichnen
arbeiten mit Ton oder Knete

8.1 Wann und wozu

Im freien Spiel ist alles verwendbar, was Ihr Praxisraum an Material und Möglichkeiten hergibt. Therapeut:innen unterscheiden sich dabei in dem Rahmen, den sie spannen, und dem Raum, den sie zur Verfügung stellen können.

Eine gute Grundregel lautet: Es darf nichts kaputt gehen! Und falls Therapeut:innen und Patient:innen miteinander spielen, z. B. mit Schaumstoffschwertern, müssen sie immer so spielen, dass sich keiner weh tut!

In aller Regel reicht das. Manche Kolleg:innen berichten, dass sie zusätzlich die Menge des verwendeten Materials festlegen, also z. B. dass nicht mehr als drei verschiedene Kisten mit Material gleichzeitig zum Einsatz kommen.

Neben dieser am Alltag orientierten Ebene bezieht sich der Raum, den Therapeut:innen geben können, nur oberflächlich auf den Praxisraum. Spielimpulse der Kinder können, vor allem wenn es sich um aggressive, sadistische, destruktive, aber auch mit Verlust besetzte Inhalte handelt, Therapeut:innen genauso wie andere Erwachsene triggern. Das bringt viele dazu, den emotionalen wie auch motivationalen Raum, den das freie Spiel bieten kann, von vornherein zu begrenzen.

Eine erste Anleitung zum freien Spiel könnte lauten:

> „Du darfst dich jetzt überall umsehen, du darfst auch in die Laden und die Kästen schauen. Du hast nun Zeit und auch Raum zu spielen, was du möchtest. Ich helfe dir, wenn du Hilfe brauchst, z. B., um Farben anzurühren oder eine Kiste herunterzuheben, und ich kann auch mitspielen."

8.2 Was und wie

Im freien Spiel inszenieren Kinder und Jugendliche ihr inneres Erleben, spielen traumatisch anmutende Erlebnisse und schwer zu benennende innere Gegebenheiten nach. Sie erleben Anteile von sich selbst, die sie in Kindergarten und Schule, aber auch zuhause gelernt haben zu verstecken. Kinder und Jugendliche setzen im freien Spiel Themen, das heißt, ihr Spiel dreht sich für einen Zeitraum immer um die gleichen oder ähnlich anmutenden Szenen. Darüber erfolgt eine Integration dieser oft schwer zu benennenden Inhalte in die Persönlichkeit. Persönlichkeitsentwicklung findet statt.

Über die Aktivierung des Modus „glückliches/fähiges/frei spielendes Kind“ arbeitet das freie Spiel also der Ausbildung des Modus „gesunder Anteil/gesundes Ich/gesunde erwachsene Person“ zu, ohne dass Sie als Therapeut:in sich eingehender den Kopf darüber zerbrechen müssen, wie. Es gibt wohl kaum etwas, das in einer Psychotherapie praktischer sein könnte – leider steht diese Methode in der Psychotherapie mit Erwachsenen nicht zur Verfügung.

Nicht alle Kinder und Jugendlichen können frei spielen. Es gibt Kinder, die in jede Kiste einen zögerlichen Blick werfen und sich dann wieder auf ihren Sessel setzen, mit abwartendem oder erwartungsvollem Blick in Richtung Psychotherapeut:in. Andere Kinder entfalten ein ganzes Feuerwerk von Spielideen, wählen dann aus und lassen sich vertieft auf eine Situation ein. Wieder andere versetzen Ihren Praxisraum in kürzester Zeit vollumfänglich in Chaos und auch ihr Spiel mutet chaotisch, wild, vielleicht sogar destruktiv und fallweise sadistisch an.

Während des Geschehens beobachten Sie, welche Impulse und Ideen in Ihnen entstehen. Damit können Sie helfen, das Spiel zu vertiefen und eventuell zu lenken, sollte es sich um ein repetitives Geschehen handeln. Aber zunächst ist die Haltung, die von Ihnen als Psychotherapeut:in verlangt wird, jene einer absichtslosen, nicht wertenden Offenheit.

Erfahrungsgemäß ist es genau diese Fähigkeit von Psychotherapeut:innen, die das freie Spiel zu einem hochpotenten Wirkfaktor in einer Psychotherapie macht. Wenn Sie gemeinsam mit Kindern/Jugendlichen deren innere Erlebniswelt inszenieren, erfordert das Offenheit für Situationen, die zunächst chaotisch und vielleicht sogar verrückt anmuten oder deren Sinn sich Ihnen nicht sofort offenbart.

Gerade wenn sie aggressive Impulse aufgreifen und in entsprechende Spielideen umsetzen, stoßen viele Psychotherapeut:innen schnell an eine innere Grenze, die den wenigsten bewusst ist. Aggressive Impulse an Spielmaterial auszuleben, ist erlaubt, triggert aber bei den Erwachsenen oft eine „Das tut man nicht!"-Grenze. Sie werden dann „prinzipiell", das heißt, sie berufen sich auf Werte, die sie selbst nicht ausreichend reflektiert haben und daher als „Wahrheit" verkaufen. Tatsächlich erscheint es oft sehr kompetent, wie vor allem Kinder ihre aggressiven Anteile im freien Spiel zeigen, ohne dass dabei tatsächlicher Schaden entsteht.

Überhaupt ist „Kampf", „kämpfen dürfen" vor allem bei Jungen ein sehr intensives und großes Thema. Sie wollen kämpfen, aber das ist nirgends erlaubt und wird von den Eltern oft stark abgewertet und sanktioniert – dabei würden sich die Burschen Anerkennung für diese Art von Einsatz wünschen. Laut Jesper Juul ist Aggression ein großes Tabu in unserer Gesellschaft (siehe dazu sein gleichnamiges Buch „Aggression", Juul, 2014). Es verwundert also nicht, dass besonders Jungen das freie Spiel dazu nutzen, die überall verpönten Anteile auszuleben.

Mit Beginn der Pubertät übernimmt gerade beim männlichen Geschlecht die Welt der Computerspiele diese so wichtigen aggressiven Inhalte. Von den Eltern argwöhnisch beäugt, führen aggressive Anteile dort weiterhin ein Schattendasein. Betrachtet man Aggression als positive Kraft (Juul, 2014), die es ermöglicht, Ziele und Grenzen zu setzen, Ziele „in Angriff" zu nehmen, also „zupacken" zu können, wird deutlich, dass diese Kraft auf eine gesunde Art in die Entwicklung der Persönlichkeit integriert werden sollte. Das freie Spiel ist ein hilfreicher Schritt in diese Richtung.

Darüber hinaus zeigen Kinder oder Jugendliche in ihrem freien Spiel ängstliche Anteile sowie Anteile, die Bezug nehmen auf Verluste, die grausam oder sogar sadistisch sind oder sogar, es lässt sich nicht anders formulieren, regelrecht irre und verrückt anmuten.

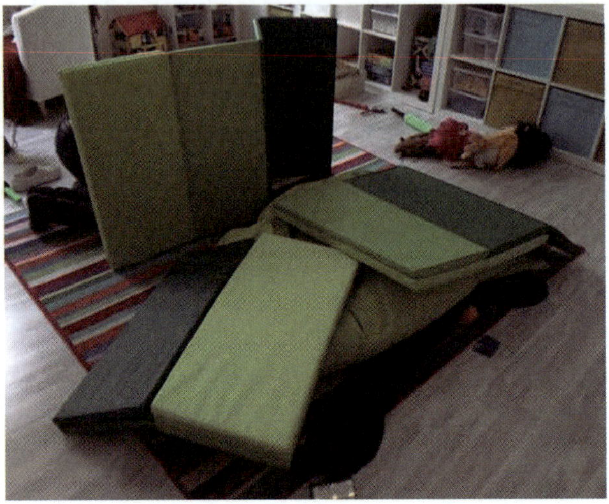

Abb. 19: Darstellung eines Begräbnisses, umgeben von chaotisch anmutenden Kampfszenen mit hoch destruktiven und auch sadistisch anmutenden Inhalten. Patient war ein elfjähriger Junge, Vorstellungsgrund Lese-Rechtschreib-Schwäche sowie oppositionelles Verhalten mit Geschwisterrivalität (siehe dazu auch seinen CHYF, Abbildung 7). Der Junge versteckt sich mit seinen „Waffen" während des Begräbnisses hinter der Turnmatte.

Bei einem elfjährigen Jungen (Abbildung 19) wurde das freie Spiel zunächst für jeweils die Hälfte der Psychotherapiestunde anberaumt und entwickelte sich zum liebsten Inhalt des Patienten in der Psychotherapie. Er war bisher mit seinen Fantasien bei den Eltern auf viel Ablehnung gestoßen und daher auch mit ihnen allein. Der durch die Psychotherapie vorgegebene nicht wertende, aber stark strukturierende Rahmen half ihm, die Impulse ans Licht kommen zu lassen, was ihm viel Erleichterung verschaffte. Dadurch konnte er die aggressiven Impulse begrenzen bzw. in sozial anerkannte Bahnen lenken. Als nächsten Schritt plante er, gemeinsam mit seinem Vater einen Angelschein zu machen.

Nicht immer begraben die Kinder/Jugendlichen andere, manche bauen etwas, das an ein Grab erinnert, legen sich hinein und wollen, dass die Therapeut:innen sie komplett mit Polstern, Decken, Matten o. Ä. bedecken. In dieser Position verharren sie eine Zeit lang. Es entsteht dabei oft eine große Ruhe im Raum, eine Abwesenheit von Gedanken, Gefühlen oder weiteren Impulsen. Fraglich ist, ob damit tatsächlich ein Ende symbolisiert wird oder nicht viel mehr ein Anfang, aber es lohnt nicht, was hier gebaut bzw. gespielt wird, mit Worten zu interpretieren. Wichtig ist der entstehende Moment, die Abwesenheit von Hektik, Impulsen, hyperkinetischen Impulsen, Wertungen etc. sowie die Gelöstheit, die sich bei Kindern und Jugendlichen nach einer Sequenz freien Spiels einstellt.

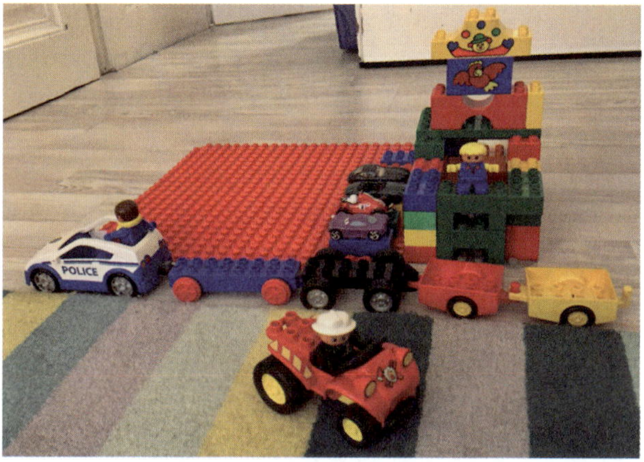

Abb. 20: Freies Spiel mit einem elfjährigen Jungen, Vorstellungsgrund: versteckt aggressives Verhalten gegen andere Kinder in der Wohngemeinschaft, in der er von der Kinder- und Jugendhilfe untergebracht war.

Im Gegensatz zur Szene in Abbildung 19 wird in Abbildung 20 ein sehr großes Ausmaß an Struktur und Ordnung sichtbar. Beim Spiel mit Verkehrsmitteln und vor allem Zügen waren keine Variationen erlaubt, der Patient war die allein bestimmende Kraft, er ermöglichte der Psychotherapeutin ausschließlich ein Mitspielen als „Befehlsempfängerin“.

Sein aggressives Verhalten hatte darin bestanden, Kindern, die ihm persönliche Gegenstände kaputt gemacht hatten, Stecknadeln ins Bett zu schmuggeln. Das hohe Ausmaß an Fremdbestimmung seiner Situation (sehr viele Regeln in der WG, Beschränkung der Kontakte zur Mutter etc.) machte er im freien Spiel mit totaler Kontrolle wett. Zum weiteren therapeutischen Vorgehen siehe S. 76 f.

Fühlen sich Kinder im freien Spiel erkannt und gesehen, so wie sie sind, werden sie nach und nach in ihren gesunden Anteilen gestärkt. Die psychoanalytische Tradition würde eventuell von einer Stärkung der Ich-

Funktionen sprechen (bewusste Wahrnehmung, unterscheiden, erinnern, denken, Steuerung von Trieben), Carl Rogers von Selbstaktualisierung.

Das freie Spiel bezieht die untersten Ebenen unseres Hauses der Persönlichkeitsentwicklung (siehe Abbildung 5 auf S. 39) mit ein. Implizite Inhalte des Gedächtnisses sowie bisher wenig bekannte Bedürfnisse und Affekte aus dem motivationalen System werden erlebbar und sichtbar. Einmal ans Licht gebracht, können die verschiedenen Anteile der Persönlichkeit gesammelt und zueinander in Beziehung gesetzt werden. Damit beginnt ein integrativer Prozess und die Persönlichkeitsentwicklung der Kinder/Jugendlichen erfährt wertvolle Impulse.

Die Beziehung zu Ihnen als Psychotherapeut:in wird gestärkt. Tatsächlich sammeln Sie mit jeder gelungenen Sequenz eines freien Spiels sehr viel Beziehungskredit.

8.3 Input

- Bereitet das Spiel Vergnügen/Freude?
- Führt das Spiel zu einer Art Sättigung?
- Gibt es einen (sanften) Abschluss?
- Beinhaltet das Spiel Kreativität?
- Oder ist es langweilig?
- Werden Sie als Therapeut:in miteinbezogen?
- Ist das Spiel altersgerecht?
- Was löst das Spiel in Ihnen als Therapeut:in aus?
- Dreht sich das Spiel in Schleifen? Wird immer wieder dasselbe gespielt?
- Lässt sich das freie Spiel begrenzen? Bleibt genug Platz und Raum für andere Therapieinhalte?
- Löst das freie Spiel etwas in Ihnen und dem Kind bzw. der/dem Jugendlichen?

9 Kontaktspiele: Das eigene Selbst spüren im Kontakt mit anderen

Auszug aus Tab. 3: Kreative Methoden in der ambulanten Praxis: Kontaktspiele

Kontaktspiele
bauen
bauen und zerstören
Spiele mit Bällen oder Schaumstoffschwertern
anfertigen von Collagen
Fußball und andere Sportarten

9.1 Wann und wozu

Vertiefen Patient:innen in freiem Spiel den Kontakt zu sich selbst, so geht es bei den Kontaktspielen darum, dieses Selbst im Kontakt mit anderen erlebbar zu machen. Daher vertieft diese Spielkategorie den Kontakt zwischen Patient:in und Therapeut:in.

Geeignet sind Spiele mit Bällen (sich zuwerfen, sich abwerfen, etwas abschießen, Bälle maximal springen lassen …), Spiele mit Schwertern, mit Polstern (zuwerfen, zudecken, abschießen …) sowie das gemeinsame Anfertigen von Collagen oder das gemeinsame Malen.

Es geht darum, gemeinsam etwas zu tun, wobei die wesentlichen Impulse von den Patient:innen kommen. Therapeut:innen verhalten sich als Sparringspartner:innen, ein Ausdruck, den Juul (2010) oft verwendet, wenn es darum geht, welche Aufgaben Eltern gegenüber Teenagern haben.

Bei Kontaktspielen müssen die Spielpartner:innen keine Teenager sein. Dennoch fungieren Therapeut:innen als Sparringspartner:innen. Bei Spielen mit Bällen oder Schwertern bieten Sie „maximalen Widerstand, ohne dass dabei Schaden entsteht“. Auch am Malen sollten Sie sich beteiligen, indem Sie zum Beispiel parallel zur gleichen Themenstellung malen wie die Kinder/Jugendlichen.

So könnte die Aufgabe sein, die eigene Wut darzustellen. Das Kind malt und auch Sie als Therapeut:in malen die Wut, wie sie aus Ihrer Perspektive vom Kind erlebt wird.

9.2 Was und wie

Kontaktspiele kommen zum Einsatz, damit sich unsere Patient:innen im Kontakt mit anderen spüren können. Diese Spielkategorie ist vor allem dann wichtig, wenn die Patient:innen im Kontakt mit anderen häufig Abwertungen, Ermahnungen, Zurechtweisungen etc. erfahren. Die Psychotherapiestunden bieten den Kindern/Jugendlichen den Raum, sich selbst wieder frei von Bewertung bzw. Abwertung erleben zu können.

Als Psychotherapeut:in brauchen Sie vor allem Neugierde auf das So-Sein der Kinder/Jugendlichen. Was und wie wollen sie spielen? Sind sie wild? Was löst Begeisterung und Freude aus, vielleicht sogar Unbeschwertheit?

Vielen Kindern und Jugendlichen fällt es schwer, allein über Worte in Kontakt mit anderen zu treten. In der Psychotherapie entsteht hier ohne die Verwendung von Kontaktspielen eine paradoxe Situation: Wir sollen eine gute Beziehung zu unseren Patient:innen aufbauen und stützen uns dabei auf ein Mittel, das nicht die erste Wahl unserer Patient:innen ist – Worte.

Kontaktspiele eignen sich als Belohnung, zum Bindungsaufbau, um Selbstbehauptung spüren zu können (etwa wenn schüchterne kleine Mädchen lernen, einmal mit Maximalkraft auf etwas draufzuhauen). Es ist eine schöne Form des Spiels, weil Psychotherapeut:innen Gelegenheit bekommen, ihren Patient:innen etwas zu geben.

Beispielsweise durfte der elfjährige Junge (Abbildung 20, Seite 73) mit Schaumstoffschwertern alte Blechdosen „erschlagen", er durfte also etwas kaputt machen. Etwas willentlich kaputt zu machen, war in seinem Alltag an keiner Stelle vorgesehen. Im Gegenteil, etwas kaputt zu machen, wurde in seiner WG streng sanktioniert – trotzdem musste er immer wieder erleben, dass andere Kinder ihm wertvolles Spielzeug zerstörten. Darüber ärgerte er sich sehr und konnte sich dennoch nicht wehren, denn auch sein Sichwehren wurde von der WG sanktioniert. Schließlich waren es meistens jüngere und kleinere, verhaltensauffällige Kinder, die das Spielzeug ruinierten und die „nichts dafür konnten".

Um der entstandenen Frustration Raum zu geben, aber auch um sich selbst endlich einmal in der mächtigen Position zu erleben, fragte die Therapeutin den Jungen, ob er denn Lust habe, selbst einmal etwas zu zerstören. Er reagierte zunächst mit einer Art nervösem Kichern und einem ungläubigen, schnellen Blick, den er sofort wieder senkte. Die Therapeutin erklärte ihm verschiedene Möglichkeiten. Er entschied sich für die Blechdosen, stand dann aber nur herum, den Kopf gesenkt. In so einem Fall macht die Therapeutin vor, worum es geht. Das löst die innere Bremse.

Kontaktspiele nehmen nicht die gesamte psychotherapeutische Einheit ein. Eine Blechdose kaputt zu schlagen, dauert nicht mehr als ein paar Minuten. Der Effekt ist sehr oft eine geänderte Stimmung, was dafür spricht, dass Bedürfnisse des motivationalen Systems aufgegriffen wurden. Veränderte Stimmungen halten länger an als veränderte Emotionen, da das motivationale System langsamer arbeitet als das kognitiv-emotionale System (siehe Kapitel 5.4).

Ein weiteres Beispiel: ein sechsjähriger Junge, Adoptivkind, Vorstellungsgrund Suspendierung von der Volksschule in der ersten Schulwoche für sechs Wochen aufgrund eines Wutanfalls, Diagnose F 90.1 Hyperkinetische Störung des Sozialverhaltens. Er hatte eine Faszination für Inhalte wie Messer oder jemanden zu erstechen. In der Therapiestunde bewegte er sich sehr viel, erzählte dabei von den Messern und wie er Menschen abstechen wolle. Er gestikulierte sehr viel und es gelang kaum, ihn von seinen Themen (Gewalt, Messer etc.) zu distanzieren. Der Therapeutin fiel auf, wie oft er sich in Drehbewegungen wiederfand, teilweise benahm er sich „wie ein Derwisch“. Aufforderungen, sich hinzusetzen, kam er zwar nach, aber er stand gleich wieder auf. Daher bat ihn die Therapeutin, das Gegenteil zu tun, nämlich sich nicht weniger zu bewegen, sondern mehr. Daraufhin drehte er sich immer und immer wieder und immer und immer schneller. Dabei kreischte und lachte er. Polster wurden bereitgelegt, auf die er sich fallen lassen konnte. Das tat er nach einiger Zeit und so fand der Bewegungsdrang erstmals ein natürliches Ende. Er konnte dann etwas länger sitzen und die eigene Aufmerksamkeit fokussieren.

Bald darauf entdeckte er eine Kiste mit weichen Bällen in verschiedenen Größen. Begeistert spielte er mit der Therapeutin zunächst zuwerfen, dann auch abschießen. Aber er wollte nicht nur die Therapeutin treffen, sondern forderte ein, auch ihn zu bewerfen. Es war dieses Bewerfen, das er sehr liebte und das ihn auf eine unbeschreibliche Art und Weise beruhigte. Nach diesen ausagierenden Interaktionen war er aufnahmebereit und gelöst. Ein psychotherapeutisches Arbeiten auf der Ebene von Rollenspielen wurde nach und nach möglich. Der Junge tastete sich also zusammen mit der Therapeutin mittels Kontaktspielen Schritt für Schritt in Richtung „Annahme“ oder auch „etwas nehmen können“ vor. Die Eltern meldeten eine Gelöstheit bei dem Jungen nach den psychotherapeutischen Einheiten, er wurde zugänglicher und zeigte Kooperationsbereitschaft. In der neuen Volksschule gelang die Eingliederung.

Kontaktspiele betonen die Notwendigkeit, dass Patient:innen die Psychotherapeut:innen als „wirkliches Gegenüber“ wahrnehmen können, wie es Peters (2023, S. 140 ff.) für die Psychotherapie mit älteren Menschen einfordert. Wenn Sie in der ambulanten Praxis mit Jugendlichen konfrontiert sind, die aufgrund ihrer Bereitschaft zur Destruktivität sowohl Eltern als auch Schule bzw. andere Kontexte zur Verzweiflung bringen, dann ist es diese Haltung, die ein psychotherapeutisches Geschehen gelingen lässt. Meist haben diese Jugendlichen etliche Psychotherapieversuche hinter sich, sie kommen nicht aus Eigenmotivation, sondern beugen sich mit viel Widerwillen dem mühsam aufgebauten Druck ihres Umfelds. Als Verhaltenstherapeut:in gibt es Manuale und Übungen, die hier genutzt werden könnten, aber: Wenn Sie nicht wirklich in Beziehung gehen, brechen die Jugendlichen die Psychotherapie erfahrungsgemäß ab. Die Jugendlichen unterscheiden zwischen Personen, die ihnen – in einer professionellen Rolle – zur Verfügung stehen, und Menschen, die nur über ihre professionelle Rolle interagieren wollen, ohne dabei als Person zur Verfügung zu stehen.

Hier empfiehlt es sich wiederum, auf der Ebene der Kontaktspiele zu agieren: Sie sind dann so etwas wie die alte Oma oder der alte Opa, die von ihrem jugendlichen Enkelkind besucht werden. Kochen Sie eine Tasse Tee, lassen Sie sich schildern, was die/den Jugendlichen beschäftigt. Sehr oft werden Sie mit viel Ärger konfrontiert, mit vielen Erzählungen, die untermauern sollen, wie sehr die Jugendlichen Opfer der Umstände sind. Bemühen Sie sich, diese „Opferkonstruktionen“ nicht zu bestätigen, und lenken Sie das Gespräch falls möglich auf Ressourcen. Betreiben Sie, ähnlich der Haltung einer Großmutter/eines Großvaters, ein Stück weit bedingungslose Akzeptanz. Versuchen Sie, beiden Teilnehmer:innen der psychotherapeutischen Einheit eine angenehme Stunde zu machen (also auch sich selbst!). Das ist oft der Türöffner, da diese Jugendlichen gelernt haben, dass es niemand mehr genießt, mit ihnen Zeit zu verbringen. Und wenn Sie entsprechend dieser Haltung „gefüttert" haben, wenn Sie merken, dass die Stimmung von gereizt und destruktiv zu gelöst schwankt, dann setzen Sie eine Intervention, mit beiläufigem Charakter, auch wenn es in den letzten Minuten der Einheit ist. Diese wird mit großer Wahrscheinlichkeit Wirkung zeigen.

Auf der Ebene des motivationalen Systems miteinander in Kontakt zu treten, gelingt auch, indem gemeinsam bzw. nebeneinander Collagen angefertigt werden (parallel spielen). Sie benötigen ein Plakat oder größeres Papier, auf das Bilder geklebt werden können, und einen Stapel Zeitschriften, die unterschiedliche Stile, Themen und Bilder beinhalten, außerdem Scheren und Kleber. Die Aufgabe für die Patient:innen besteht darin, aus dem Bauch heraus, also mittels „passiven Wollens" oder „ohne zu denken", beim Durchblättern der Zeitschriften Bilder auszuwählen, die sie auf die eine oder andere Art ansprechen. Als Psychotherapeut:in wählen Sie ebenfalls intuitiv Bilder aus, aber eben solche, die Ihnen in Bezug auf die jeweiligen Patient:innen passend erscheinen.

Für die 16-jährige Patientin in Abbildung 21 war zunächst aufgrund einer Vielzahl von Belastungsfaktoren in der näheren und weiteren Umgebung der Jugendlichen die Mutter die treibende Kraft für die Psychotherapie. Erst nach und nach entstand in der Jugendlichen selbst die „Erlaubnis" („Anderen geht es ja viel schlechter als mir!"), den Prozess aufzunehmen.

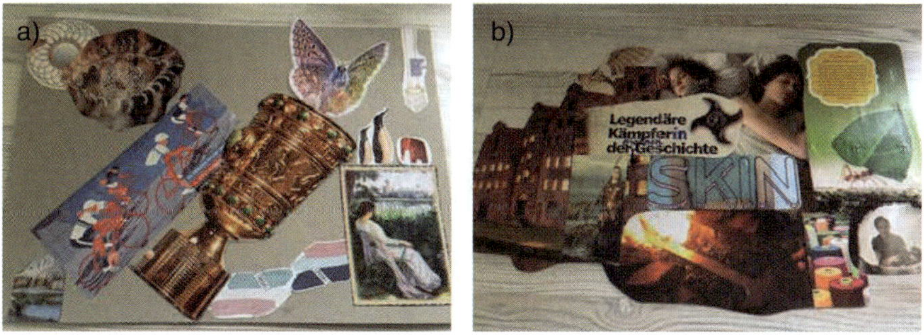

Abb. 21: Selbst erstellte Collage einer 16-jährigen Jugendlichen (a) sowie die von der Therapeutin für die Patientin erstellte Collage (b). Vorstellungsgrund F 32.1 Mittelgradige depressive Episode.

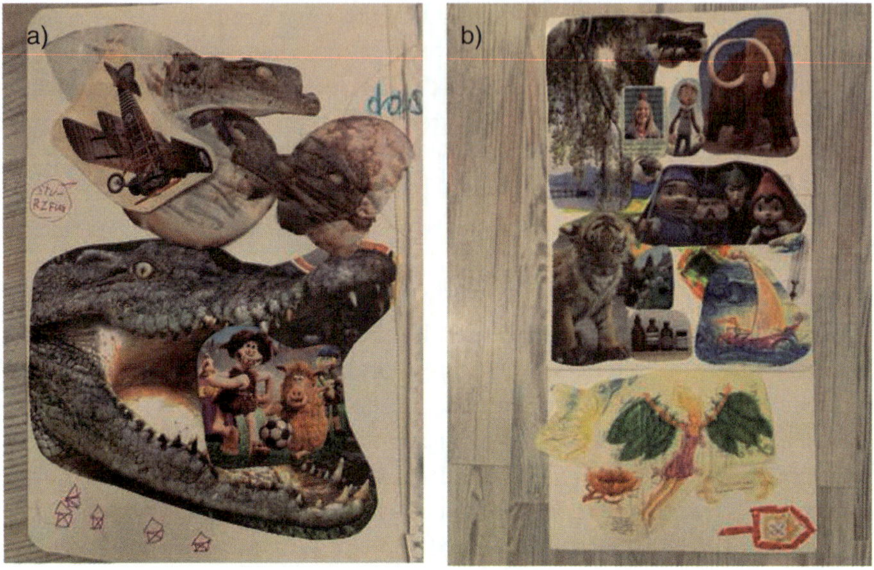

Abb. 22: Collage eines achtjährigen Mädchens (a), Vorstellungsgrund F 93.0 Emotionale Störung mit Trennungsangst. Rechts (b) die entsprechende Collage der Psychotherapeutin. Auffällig in der Zusammenstellung des Mädchens sind die aggressiv anmutenden Inhalte, die sich auch im freien Spiel zeigten.

9.3 Input

- Reflektieren Sie Ihre eigene Einstellung zum Thema Aggression.
- Haben Sie früher gerauft oder gekämpft? Mit den Eltern oder mit Gleichaltrigen?
- Welche Spiele spielen Sie, die Sie als Kontaktspiele identifizieren könnten?
- Fallen Ihnen Dinge ein, die Sie in Ihrer Praxis anbieten wollen würden?
- Haben Sie Erinnerungen an Polsterschlachten? Wenn ja, welche?

10 Rollenspiele: Am eigenen Selbst arbeiten

Auszug aus Tab. 3: Kreative Methoden in der ambulanten Praxis: Rollenspiele

Rollenspiele
Übungen zur Gefühlswahrnehmung und Differenzierung
Rollenspiele zu allen möglichen Themenstellungen
soziales Kompetenztraining (Selbstbehauptung, sich wehren, Freund:innen finden; sagen können, was ist; sagen können, was ich will ...)
Schlagfertigkeitstraining
darstellen, aufstellen und externalisieren
Aufstellungen von komplexen psychischen Situationen
Arbeit mit Modi (Schematherapie) und dem inneren Team mit Kindern und Jugendlichen
Schemamatrix
Kinderbücher, Jugendbücher

10.1 Wann und wozu

Bei der Kategorie „Rollenspiele" kippt die imaginäre Waage der Führung durch Impulse und Ideen von der Seite der Kinder/Jugendlichen auf die Seite der Therapeut:innen. Dennoch bleibt den Patient:innen eine große Freiheit, Spielimpulse und Ideen einzubringen.

Spiele dieser Kategorie beziehen sich meist auf einen bestimmten, vorab gewählten Inhalt. Mit Rollenspielen sollen klar definierte Ziele erreicht werden, etwa wenn es darum geht, sich verbal oder auch nonverbal zur Wehr zu setzen. Im Rahmen der Verhaltenstherapie werden alle Trainingsinputs, die sich mit der Verbesserung von Techniken des Sozialverhaltens auseinandersetzen, unter dem Begriff „soziales Kompetenztraining" zusammengefasst.

Rollenspiele eignen sich immer dann, wenn es darum geht, sich in eine bestimmte Thematik zu vertiefen. Gerade wenn es sich um Themenstellungen handelt, denen die Patient:innen sonst ausweichen, ist therapeutische Führung notwendig. Spiele dieser Kategorie lassen sich sehr unterschiedlich lustvoll gestalten. Ein solcher lustbetonter Aspekt sollte immer im Vordergrund stehen.

10.2 Was und wie

Kreative Vorgangsweisen zur Gefühlswahrnehmung und Differenzierung sind in der Literatur umfassend beschrieben. Die einfachste Art besteht sicherlich darin, verschiedene Gefühle auf Zettel zu schreiben, diese in ein Säckchen zu geben, die Patient:innen einen Zettel nach dem anderen ziehen zu lassen und sich dann mittels der folgenden Fragen zu diesem Gefühl zu vertiefen:

„Kennst du dieses Gefühl? Hast du es oft? Wann hattest du es das letzte Mal?"
„Was hast du damals gemacht?" „Kennst du jemand anderen, der dieses Gefühl oft hat? Kommt das Gefühl in deiner Familie oft vor?"
„Was, glaubst du, machen Menschen, wenn sie dieses Gefühl haben? Wie geht es ihnen dann? Was, denkst du, können sie tun und was, denkst du, sollten sie eher nicht tun? Wie kann man denn mit diesem Gefühl umgehen?"

Sie können die Zettel auch gemeinsam mit dem Kind erarbeiten und mit Zeichnungen versehen. Es gibt hier viele denkbare Varianten und auch zahlreiche im Handel erhältliche Karten und Bücher.

In der Praxis sollten aber nicht nur jene kindgerechten Bücher vorhanden sein, die sehr offensichtlich psychoedukativen Wert haben. Der Zauber von Geschichten, das Mitleben mit Protagonist:innen spielt eine große Rolle. Die meisten von uns erinnern sich an das eine oder andere Bilderbuch aus ihrer Kindheit – oft aufgrund der Bilder und weniger aufgrund des Inhalts. Für mich ist „Das Zauberzimmer" von Mira Lobe mit den farbigen Illustrationen von Susi Weigel ein solches Buch. Noch mehr als der Text vermitteln die Bilder all das, was Kindheit für mich ausmacht. Es ist ein Buch, dass mich ein inneres Zuhause empfinden lässt.

Empfehlenswert für die Praxis sind also verschiedene Bücher, die Ihnen persönlich viel bedeuten, sodass Patient:innen daraus auswählen können. Jugendliche nehmen sich sehr gern Fallberichte (z. B. Sarah Kuttners Buch „Mängelexemplar"). Mit Kindern können Sie auch in der Stunde lesen bzw. ihnen vorlesen.

10.2.1 Fallbeispiel Schimpfwort-ABC

Ein elfjähriger Junge kam auf Wunsch seiner Mutter in die psychotherapeutische Praxis. Die vor mehreren Jahren erfolgte Trennung der Eltern gestaltete sich immer noch sehr schwierig, vor allem auch in Hinblick auf die (richterlich angeordneten) Besuchskontakte zum Vater. Der Patient machte einen introvertierten Eindruck und er schien nicht wirklich zu wissen, was ihn beschäftigte, oder er konnte es nicht mit Worten ausdrücken. Die von der Mutter ausgefüllte CBCL/6-18 (siehe Kapitel 7) bescheinigte ein Übermaß an introvertierten Verarbeitungsweisen im klinisch bedeutsamen Bereich.

Dem Jungen gelang es, beim Fußballspielen etwas aus sich herauszukommen, es erfolgte also ein Beziehungsaufbau mittels Kontaktspiel. So konnte er erzählen, dass er „eigentlich" im Verein spielen will – sich aber dort immer durch die Trainer:innen ungerecht behandelt fühlte. Und er konnte erzählen, dass ihn andere Kinder in seiner Klasse ärgerten. So würde manchmal die Klasse rufen: „Jonas ist verlie-hiebt!"

Der wirklich hübsche Junge konnte keinen Gewinn daraus ziehen, dass er bei den Mädchen offenbar punktete. Er war auch nicht in der Lage, die angesichts der Provokationen in ihm aufsteigenden Gefühle zu benennen. Er konnte lediglich formulieren: „Ich will das nicht! Die sollen damit aufhören!"

In der jüngeren Vergangenheit war die Mutter mit ihrem Sohn bei mehreren Psychotherapeut:innen vorstellig geworden. Der Junge hatte „eigentlich" überhaupt keine Lust mehr auf Psychotherapie. Aber genauso wie im Umgang mit den Schulkolleg:innen war es auch hier undenkbar, diesem Widerwillen – verbal oder nonverbal – Ausdruck zu verleihen.

Das Beispiel dieses Patienten und seiner Schulkolleg:innen zeigt eindrücklich, dass soziales Kompetenztraining eine sehr individuelle Angelegenheit ist, bei der gemeinsam mit den Patient:innen nach Lösungen für komplexe Situationen gesucht wird. Sich gegen einen Chor von Kindern zu wehren, die „Jonas ist verlie-hiebt!" singen, ist nicht einfach. Möglichkeiten gibt es viele, individuell passende Möglichkeiten schon weniger.

Nachdem Wien als sehr lebenswerte, aber auch extrem unfreundliche Stadt gilt (zumindest unter Expats), darf ich diese Stadt – ich bin freiwillig hierhergezogen – auch als Kulturhauptstadt des Schimpfens bezeichnen. Schimpfen können ist vielleicht sogar eine kulturelle Technik, deren Beherrschung den Alltag unter vielen Mitmenschen bereichert und erleichtert. Auf diesen Annahmen beruht die Übung „Schimpfwort-ABC", bei der es darum geht, für jeden der 26 Anfangsbuchstaben des Alphabets Schimpfworte zu finden. Diese Übung setzt viele Emotionen frei, vor allem wenn sie in Gruppen ausgeführt wird, und die Stimmung danach ist meist voller Energie und guter Laune.

Dies verdeutlicht in besonderem Maße, was mit lustbetontem Lernen gemeint ist. Die beschriebene Übung begeistert Kinder und Jugendliche. Wenn sie sich in ihren Peergruppen wehren sollen, sind altmodische Schimpfwörter extrem kontraproduktiv. „Gut erzogene" Kinder parieren Angriffe oft sehr ungeschickt und werden dann erst recht ausgelacht. Es gilt also, mit „feiner Klinge" zu kämpfen, und mittels Schimpfwort-ABC beginnt die Suche nach den richtigen Wörtern.

Das Schimpfwort-ABC hat den oben beschriebenen Patienten auf erste Spuren einer Vielzahl von Reaktionsmöglichkeiten gebracht, aus denen er sich dann drei passende wählte, um sie im Alltag auszuprobieren und anzuwenden. Das Problem löste sich bald darauf „in Luft" auf.

Anleitung zum Schimpfwort-ABC:

„Du darfst jetzt etwas machen, was vielleicht sonst in deiner Familie oder von deinen Eltern nicht so gerne gesehen wird. Wir gehen jetzt auf die Suche nach Schimpfworten. Mit dem Schimpfen ist es so eine Sache: Jeder macht es, aber viele Menschen sagen, man soll oder darf es nicht tun. Oder dass es nur die Erwachsenen dürfen, weil die glauben, dass sie oft schimpfen ‚müssen'. Dabei gehört Schimpfen zur Fähigkeit, dass man sich gut wehren kann. Kannst du dich an eine Situation erinnern, wo du dich gewehrt hast? Oder gab es Situationen, in denen du das Gefühl hattest, du kannst dich nicht wehren?“

Sollten sich die Patient:innen an eine Situation erinnern, so lassen Sie sich diese eingehend schildern:

„Die richtigen Schimpfworte zu kennen, ist so etwas wie eine Kampftechnik. Du kannst dir auch vorstellen, dass jemand sehr gut fechten kann, also bei diesem Sport viele Bewegungen und Tricks kennt, um seine Gegner:innen in die Schranken zu weisen oder auszubremsen – und dabei auch noch richtig elegant aussieht! Es geht später auch darum, sich *angemessen* zu wehren, nicht zu viel und nicht zu wenig. Und dafür brauchen wir jetzt erst einmal eine große Auswahl an Möglichkeiten. Lass uns nun gemeinsam auf die Suche gehen. Hast du Lust?“

Schreiben Sie (oder die Patient:innen) anschließend alle Buchstaben des ABC auf einen Bogen Papier und beginnen Sie gemeinsam mit der Suche.

10.2.2 Darstellen, Aufstellen und Externalisieren

Der Darstellung der psychischen Problematik mittels Bildern, Symbolen oder Aufstellungen sind wir schon im Kapitel 7.2 und 7.3 begegnet. Sie eignet sich, wie oben beschrieben, zur Verdeutlichung der systemischen Ebene in der Familiendiagnostik ebenso wie zur Darstellung der eigenen Symptomatik.

Darüber hinaus können mit bildlichen Darstellungen auch komplexe psychische Situationen anhand von Rollenspielen bearbeitet werden.

Für die Praxis unterscheidet man zwischen:
- dem Aufstellen komplexer psychischer Situationen, wie z. B. Konfliktsituationen mit unterschiedlichen Protagonist:innen (familienintern, familienextern);
- dem „persönlichkeitsinternen“ Aufstellen komplexer psychischer Situationen, wie z. B. Konfliktsituationen, etwa wenn es um einander wi-

dersprechende oder miteinander konkurrierende Ziele, Inhalte, Pläne geht;
- der Arbeit mit dem inneren Team bzw. mit den Schema-Modi (Young et al., 2008).

Diese Techniken greifen erneut implizite Gedächtnisinhalte, Problemzuschreibungen sowie andere relevante Inhalte nicht sprachlicher Natur auf. Sie eignen sich damit in besonderem Maße für die psychotherapeutische Arbeit auf der Klärungsebene (Grawe et al., 2001). Gleichzeitig wird durch die Darstellung immer auch eine Externalisierung von als problematisch erlebten Inhalten gefördert und somit ein wesentlicher Beitrag auf der Bewältigungsebene (Grawe et al., 2001) geleistet.

Es sei daran erinnert, dass Grawe et al. (2001) den psychotherapeutischen Raum anhand der drei Dimensionen Klärung, Beziehung und Bewältigung aufspannen. Die nachfolgend beschriebenen Techniken vereinen also therapeutische Aspekte, die sowohl auf der Klärungs- als auch auf der Bewältigungsebene ansetzen.

Einfacher formuliert: Ein Bild sagt oft mehr als tausend Worte. Und ein von Patient:innen angefertigtes Bild über die eigene psychische Problematik oder einen familiären Konflikt eignet sich in besonderem Maße als Ausgangspunkt für eine Verbalisierung und Klärung von psychisch problematischen Inhalten. Hier wird auch deutlich, dass das Rollenspiel eine ausgeprägte Introspektions- und Reflexionsfähigkeit verlangt. Externalisieren zu können, ist keine Selbstverständlichkeit! Im Gegenteil, viele Kinder und Jugendliche sind voll und ganz mit problematischen Persönlichkeitsanteilen identifiziert und sehen nur wenig rundherum.

Gelingt eine Externalisierung des psychisch problematischen Verhaltens, setzt dies oft Ressourcen bei den Patient:innen frei, sodass diese Technik in verschiedenen psychotherapeutischen Schulen Anklang gefunden hat (z.B. hypnotherapeutische Techniken nach Mrochen et al., 2014).

Zur Verwendung kommt alles, von der Malfarbe über symbolische Gegenstände bis hin zu Figuren, Fotografien oder, wenn mit Gruppen gearbeitet wird, andere Menschen, die der aufstellenden Person Rückmeldungen über Empfindungen o.Ä. geben können.

Innerfamiliäre Konfliktkonstellationen

Die Anleitung zu diesen Aufstellungen könnte wie folgt lauten:

> „Gerade erzählst du mir, wie sehr du dich wieder über deinen Bruder geärgert hast, und ich merke auch, wie sehr dich das kränkt. Ich habe den Eindruck, dass sich diese Szenen in deiner Familie regelmäßig wiederholen. Das stelle ich mir für alle Beteiligten sehr anstrengend vor. Wollen wir das Ganze einmal aufstellen? Du wählst wieder für jeden aus deiner Familie eine Figur. Dann denkst du an den Streit mit deinem Bruder und stellst die Familie so hin, wie sie dir in diesem Moment vorkommt. Die Figuren können sich ansehen oder nicht, sie können nah und weit voneinander entfernt sein!"

Die weitere Vorgangsweise entspricht der Beschreibung der neutralen Aufstellung in Kapitel 7.2.1.

Gerade bei innerfamiliären Konflikten wissen die Betroffenen anfangs oft gar nicht, dass es diesen Konflikt gibt. Es handelt sich also um ein implizites innerfamiliäres Geschehen, das nicht explizit gemacht wird, entweder weil es keine bewussten Repräsentationen dazu gibt oder weil die Familienmitglieder die bewusste Repräsentation der Konfliktinhalte aus verschiedensten Gründen vermeiden.

So bestehen z. B. für Kinder/Jugendliche, die den Schulbesuch verweigern, häufig Konstellationen, die ihre Anwesenheit zuhause erforderlich machen:

Ein achtjähriger Junge kommt in meine psychotherapeutische Praxis. Aufgrund von Schulverweigerung wurde er für einen begrenzten Zeitraum in einem Zentrum für stationäre Krisenintervention der Kinder- und Jugendhilfe untergebracht. Sein Vater hatte vor etwa zwei Jahren unangekündigt und für die Beteiligten „aus heiterem Himmel" Suizid durch Erhängen begangen, die Mutter litt seit Jahren an schweren Depressionen. Nach seiner Familie befragt, beschrieb der Junge seine Eltern nach langem Nachdenken als „lustig". Die Abweichung von expliziten und impliziten familiären Zuschreibungen zeigte sich hier in bemerkenswerter Weise. Für den Jungen war es schlicht zu gefährlich, die an Depression erkrankte

Mutter an den Vormittagen allein zuhause zu lassen und so das unausgesprochene Risiko eines weiteren Suizids in der Familie einzugehen.

Auch bei jungen Erwachsenen, die mehrfach und trotz offensichtlich vorhandener kognitiver Fähigkeiten daran scheitern, ihr Studium zu beenden, liegen die Gründe dafür oft in innerfamiliären Gegebenheiten, die das Erwachsenwerden verhindern.

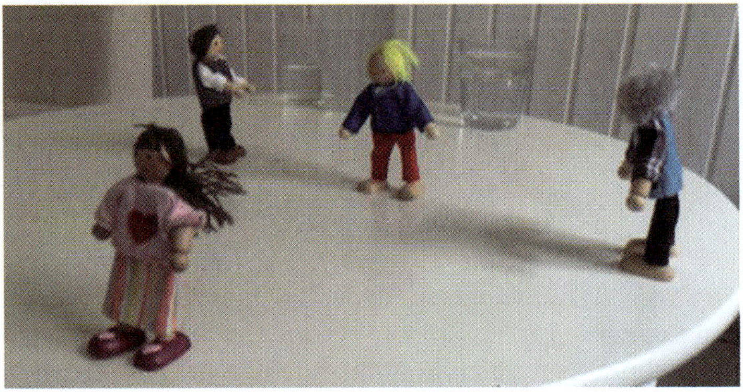

Abb. 23: Aufstellung einer 18-jährigen Patientin, Vorstellungsgrund F 41.0 Panikattacken sowie Schulverweigerung

Die Aufstellung in Abbildung 23 wurde bereits in Kapitel 7.2.4 thematisiert. Die blonde Figur ist die Patientin, die zwischen den beiden Eltern steht. Vorne ist die ältere Schwester zu sehen, die vor einem Jahr für ein Studium im Ausland das Elternhaus verlassen hat.

Die Patientin als jüngeres Geschwisterkind sieht dem älteren Geschwisterkind hinterher und steht zwischen den beiden schon etwas betagten Eltern. Wie es häufig der Fall ist, haben sich die Eltern in den letzten zehn Jahren sehr auf die eigene berufliche Karriere bzw. das Wohlergehen ihrer Kinder konzentriert. Eine Reihe von Konflikten hat sich angesammelt, die nicht leicht zu lösen sind. Eine Trennung wurde „wegen der Kinder" vermieden.

Verlässt nun die Patientin ihre Position und somit das Elternhaus, werden die Eltern die Konflikte nicht länger beiseiteschieben können. Die ältere Schwester hat sich bereits distanziert. Die Familie droht zu zerbrechen. Die Patientin hat sich auf einer wenig bewussten, systemischen Ebene ganz in den Dienst der Familie gestellt.

Sich in den Dienst der Familie zu stellen, ist problematisch, da es, genau wie bei der Paternalisierung von Kindern oder dem „Parental Alienation Syndrom“, keine freie, bewusste Wahl gibt. Die Rolle wird den Symptomträger:innen aufgezwungen, ohne dass ihnen ihre Unfreiheit dabei bewusst ist.

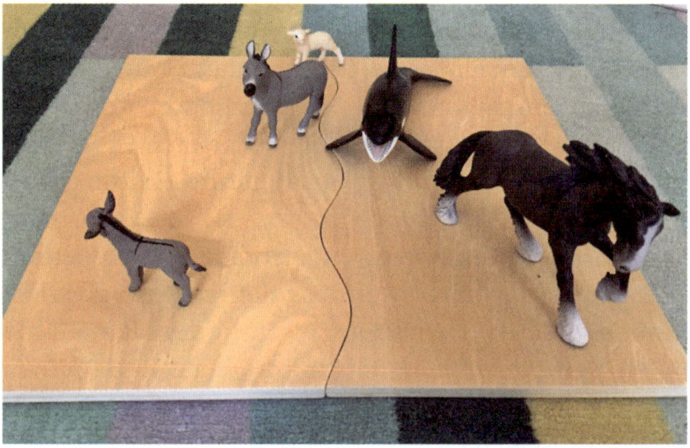

Abb. 24: Aufstellung einer 15-jährigen Patientin mit der Diagnose F 50.0 Anorexia nervosa

Auch die Aufstellung in Abbildung 24 ist bereits aus Kapitel 7.2.2 bekannt. Die innerfamiliäre Konfliktkonstellation wird hier sehr deutlich: Die Familie teilt sich in zwei Hälften. Wie oben angemerkt, steht das Lamm, also der als Kleinkind verstorbene Erstgeborene, genau über der Trennlinie des Systembretts und hält somit die Familie zusammen. Die Patientin selbst (kleiner Esel) fühlt sich dem Vater (großer Esel) näher als der Mutter (Orca). Die Mutter wird als Einzige durch ein Meeresraubtier symbolisiert. Ihr fiel es am schwersten, die Erkrankung der Tochter zu akzeptieren, und sie reagierte immer wieder mit starker Aggression.

In der Psychotherapie warf sich die Patientin oft vor, nicht mehr „der Sonnenschein von früher“ zu sein. Sie sah es als ihre Aufgabe an, ihre Eltern durch ihre eigene Lebensfreude ebenfalls froh zu machen, und ließ sich von diesem Vorhaben kaum distanzieren.

Der Vater löste in der Patientin viele Gefühle von Mitleid aus, er kam ihr unbeholfen und linkisch vor. Der große Bruder war für die Patientin stark und gleichzeitig unerreichbar. Er formulierte keine Gefühle und verhielt sich manchmal nett, manchmal gemein, auf unvorhersehbare Weise. Die Patientin sehnte sich nach seiner Anerkennung. Gleichzeitig litt sie darunter, dass sie Mutter und Bruder als „auf einer Wellenlänge" erlebte, die Ehe der Eltern aber als sehr distanziert.

Mittels Darstellungen und Aufstellungen lassen sich aufrechterhaltende Faktoren der psychischen Problematik identifizieren und sprachlich benennen. Sie werden einer bewussten Wahl und Ausgestaltung des Verhaltens zugänglich gemacht.

Inneres Team mit Kindern und Jugendlichen

Indem wir verschiedenen Anteilen der Persönlichkeit Namen und Gesichter geben, sie gut kennenlernen und benennen, erfolgt im selben Moment, also hoch effektiv, eine Externalisierung problematischer Anteile. Gleichzeitig werden persönliche Ressourcen aufgewertet, etwa wenn wir dem Modus „Glückliches Kind" begegnen oder einem anderen kindlichen Modus anstelle von maladaptiven Bewältigungsmodi.

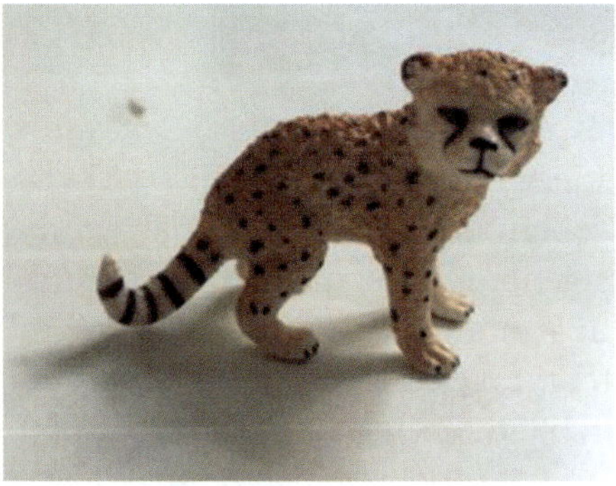

Abb. 25: Begegnung mit dem inneren Kind der bereits bekannten 15-jährigen Patientin mit Anorexia nervosa

In Abbildung 25 hat die Patientin den kleinen Esel aus der Familiendiagnostik (siehe Abbildung 24 auf S. 89) durch ein Tier ersetzt, das ihrem inneren Wesen mehr entspricht. Diesen Ersatz zu finden, war Teil eines längeren therapeutischen Prozesses. Gerade für Patient:innen mit Magersucht und einer oft zwanghaften Akzentuierung der Persönlichkeit (negatives Selbstschema: „Ich bin von Grund auf nicht in Ordnung"; Sachse, 2019) ist es sehr schwierig, Kontakt zu ihrem inneren Kind aufzunehmen. Dieser Anteil ist von zu vielen Ansprüchen überlagert, im Fall der genannten Patientin vor allem von den Ansprüchen, keine Aggression zu zeigen und „ein Sonnenschein" zu bleiben, also permanent Lebensfreude auszustrahlen.

Wie Kontakt mit den kindlichen Anteilen aufgenommen werden kann, ist in Büchern zur Schematherapie nachzulesen (z. B. Faßbinder et al., 2016). Eine einfache Anleitung könnte wie folgt lauten:

> „Du siehst hier eine Kiste mit den verschiedensten Figuren. Leer sie einfach einmal aus, sodass du alle Figuren sehen kannst ... Deine Aufgabe ist nun, eine Figur zu wählen, von der du denkst, dass sie zu deinem Wesen passt. Dein Wesen: damit meine ich, wie du dich im Innersten fühlst. Wie fühlst du dich also, wenn es darum geht, einfach du selbst zu sein? Kann schon sein, dass nur wenige Leute dein Wesen zu sehen bekommen, weil du es vielleicht öfter versteckst oder es auch vor Verletzungen schützen möchtest. Probiere es einfach aus. Du musst deine Wahl nicht begründen. Es ist sogar besser, gar nicht so viel nachzudenken und mehr aus dem Bauch heraus zu wählen."

Im Anschluss an diese Wahl können Sie gemeinsam mit Ihren Patient:innen verbalisieren, was Ihnen zu der gewählten Figur einfällt und welcher dieser Einfälle tatsächlich dem Wesen der jeweiligen Patient:innen entspricht. Sie können rückmelden, wie Sie die Patient:innen erleben. Eine Hausübung besteht oft darin, nach einer geeigneten Figur Ausschau zu halten, vielleicht in Spielzeuggeschäften, und diese das nächste Mal in die Psychotherapie mitzubringen.

Eine Anleitung, um mit mehreren Anteilen des inneren Teams Kontakt aufzunehmen und diese zu identifizieren, könnte wie folgt lauten:

> „Jeder von uns hat verschiedene Seiten in sich. Du kennst das vielleicht von dir selbst: Manchmal geht es dir gut, du bist fröhlich und die Welt fühlt sich gut an. Und dann gibt es Momente, da zerreißt es dich fast vor lauter Wut und Ärger. In diesen Momenten fühlt sich die Welt gar nicht so gut an. Oder du bist irgendwie in einer miesen, verzagten Stimmung und würdest dich am liebsten vor allen anderen verstecken. Oder du bist in einer Stimmung, in der man irgendwie denkt, man weiß mehr

als alle anderen und ist irgendwie auch besser als sie ... oder cooler! Ich habe hier eine Reihe von Karten. Bitte sieh dir diese Karten durch und wenn dich die eine oder andere anspricht, dann leg sie einfach beiseite. Such einfach Karten aus, von denen du annimmst, dass sie irgendetwas mit dir zu tun haben!"

Neben den hier angesprochenen Schemakarten (Graaf, 2016), die es für Erwachsene ebenso wie für minderjährige Patient:innen gibt, eignet sich eine Vielzahl von Hilfsmitteln für die Darstellung und Ausgestaltung eines inneren Teams. Sehr häufig kommen in der Therapie mit Kindern und Jugendlichen Handpuppen zum Einsatz oder gerne auch Figuren, die auf ein Systembrett passen.

Erfahrungsgemäß ist das Tempo beim Erstellen eines inneren Teams meist zu hoch, sodass die psychoedukative Funktion überhandnimmt. Das ist besonders dann der Fall, wenn die Patient:innen sehr viele Karten aussuchen. Versuchen Sie dann, die einzelnen Karten zu gruppieren, was oft dafür sorgt, dass Anteile herausgearbeitet werden können. Diese Top-down-Prozesse haben den Nachteil, dass sich die Patient:innen nur unzureichend mit ihren eigenen Anteilen identifizieren können. Sie erkennen diese dann nicht, wenn sie in Alltagssituationen auftreten und maladaptive Bewältigungsmodi ihr Unwesen treiben.

Handpuppen eignen sich gut für die Arbeit mit dem inneren Team, aber es lässt sich durchaus auch in umgekehrter Reihenfolge beginnen. Stellen Sie einem Kind Handpuppen zur Verfügung und nehmen Sie wahr, welche/welcher der Gesell:innen von besonderem Interesse für ein Kind ist/sind. Beobachten Sie eine Zeit lang das Spiel, das sich entspinnt, und steigen Sie dann ein. Fragen Sie das Kind gegen Ende der Stunde, ob es in sich selbst auch solche „Drachenanteile" hat und wie sich diese im Alltag zeigen. Bei einem solchen Bottom-up-Prozess können Sie sicher sein, dass „der Drache in dir" auch in zukünftigen Sitzungen wiedererkannt wird und bald fix zum therapeutischen Inventar in der Arbeit mit diesen Patient:innen gehört.

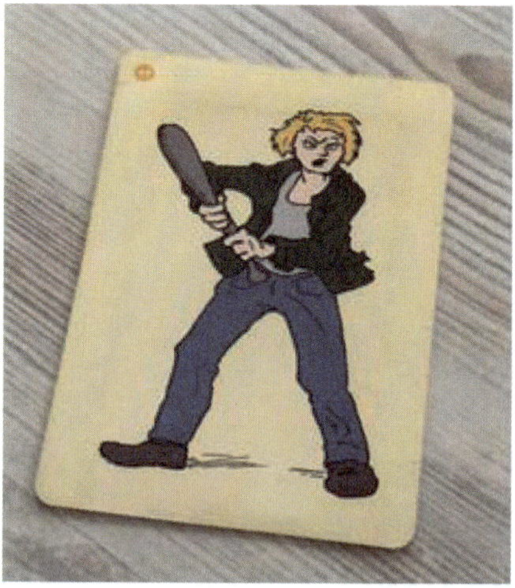

Abb. 26: „Der Schläger". Externalisierung von problematischem Verhalten mit einem achtjährigen Jungen, Diagnose F 90.1 Hyperkinetische Störung des Sozialverhaltens (Schemakarten: Graaf, 2016).

Mittels Schemakarten identifizierte ein achtjähriger Patient (Abbildung 26) seinen inneren Anteil des Schlägers.

Es ist extrem wichtig, die einzelnen Anteile in ihrer Funktion zu würdigen, egal, wie problematisch sie sind. Und ebenso wichtig ist, dass sich auch die im Alltag und vor allem bei den Eltern oft unbeliebten destruktiven, aggressiven, grausamen oder sadistischen Anteile zeigen dürfen. Denn wenn diese ein Dasein in Deckung führen und nur bei Impulsdurchbrüchen zum Vorschein kommen, sind die Kinder und Jugendlichen mit ihnen allein. Und wie soll ein achtjähriger Junge mit einem Schläger fertig werden?

Daher erarbeiten Sie, wann der Schläger das letzte Mal aufgetaucht ist, was er so über die Welt im Allgemeinen und im Besonderen denkt und was das Kind denkt, wozu der Schläger gut ist. Nach ausreichender Würdigung lassen Sie die Kinder/Jugendlichen überlegen, welche Nachteile es hat, wenn der Schläger das Kommando im inneren Team übernimmt. Wichtig ist auch herauszufinden, wer aus dem inneren Team diesen Typen in den Griff bekommen könnte, ob da überhaupt jemand schnell und stark genug ist.

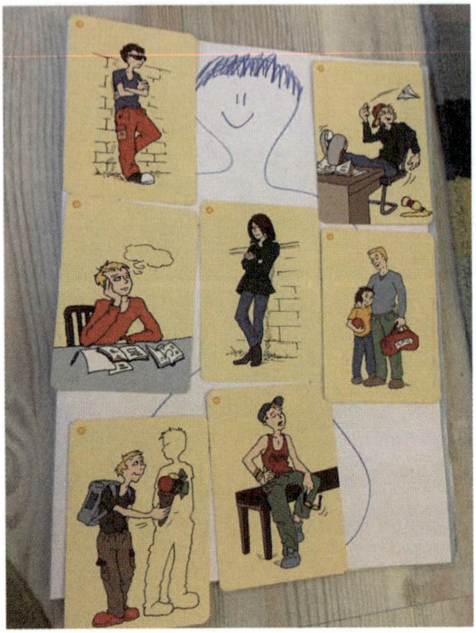

Abb. 27: Inneres Team des in Abbildung 26 vorgestellten achtjährigen Jungen mittels Schemakarten (Graaf, 2016). Unten rechts fehlt die Karte des „Schlägers". Wer könnte hier den Schläger in Schach halten?

Sowohl Kinder als auch Jugendliche zeigen viel Dankbarkeit und Freude, wenn sie in der Therapie einen geschützten Rahmen vorfinden, um ihre problematischen Anteile zeigen zu dürfen.

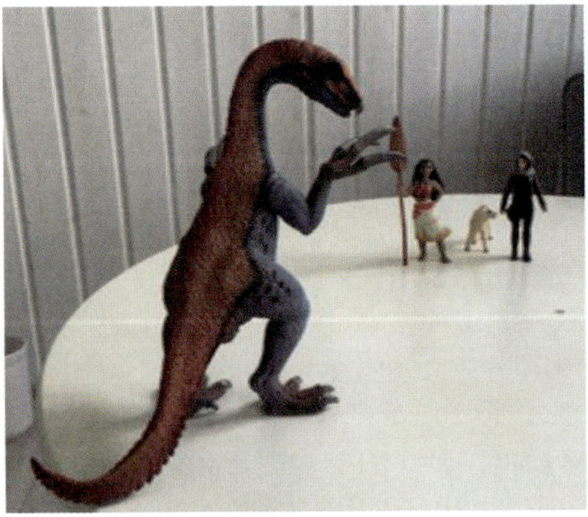

Abb. 28: Inneres Team mit einer 17-jährigen Jugendlichen, Vorstellungsgrund Schulverweigerung und F 32.1 Mittelgradige depressive Episode. Dargestellt ist eine Lernsituation. Das durch einen übermächtigen, fordernden Anteil (große Saurierfigur) stark verunsicherte innere Kind (kleines Lamm) bekommt Hilfe (zwei Stärke symbolisierende Frauenfiguren aus der Filmwelt).

Es lohnt sich, für die einzelnen Anteile Ankerworte oder charakteristische Sätze zu finden, diese auf Kärtchen zu schreiben und den Jugendlichen mitzugeben. Auf die einzelnen Figuren kann immer wieder Bezug genommen werden, etwa indem Sie darauf aufmerksam machen, dass gerade ein unheimlicher Dinosaurier den Raum betreten hat …

Nach einer Therapiepause ist die Frage spannend, ob Figuren noch in Erinnerung sind, und wenn ja, welche. Es ist schön, wenn fast das komplette innere Team erinnert wird, aber auch wenn sich die Patient:innen nur an zwei Anteile erinnern, bietet das wertvolle Hinweise auf das, was noch zu tun ist.

Wird eine aktuelle Problematik thematisiert, können Sie als Therapeut:in fragen, was denn die einzelnen Anteile aus dem inneren Team dazu sagen. Sitzen Jugendliche in einem bestimmten Modus vor Ihnen, können Sie darauf aufmerksam machen, indem Sie die entsprechende Figur in die Mitte des Raumes stellen.

Kinder und Jugendliche brauchen uns, um Ordnung in ihr inneres Team zu bringen. Sie wissen nicht, auf welche Anteile sie hören sollen, welche Anteile begrenzt werden müssen und welche Anteile zu kurz kommen, sodass Lebensfreude und schöpferische Kraft reglementiert sind. Zur Vertiefung sei hier auf das Buch „Schematherapie“ von Jeffrey E. Young et al. (2008) verwiesen.

10.2.3 Matrix einmal anders: Schemamatrix

Der Begriff Schemamatrix stammt von Rainer Sachse (2022b). Er soll hier einerseits nahe der von Sachse gedachten Form verwendet werden, andererseits aber um die Schematherapie nach Young et al. (2008) ergänzt werden. Eine gewisse Anspielung sei außerdem auf den Film „Matrix“ gemacht, denn im Grunde geht es bei der Behandlung von maladaptiven Schemata darum, dass wir uns in einer Wirklichkeit glauben, die jedoch gar nicht die Wirklichkeit ist.

Tab. 4: Schema-Matrix nach Sachse (2022b)

Motive	Selbst-schemata	Beziehungs-schemata	Normen	Regeln
Anerkennung				
Wichtigkeit				
Verlässlichkeit				
Solidarität				
Autonomie				
Grenzen/ Territorialität				

Sachse nimmt also die von ihm postulierten Beziehungsmotive (linke Spalte in Tabelle 4) und sucht für diese Motive nach negativen Selbstschemata. Zum Beispiel geht es beim Motiv „Wichtigkeit“ darum, im Leben anderer eine bedeutsame Rolle zu spielen: „Ich bin nicht wichtig!“ Auch die negativen Beziehungsschemata gilt es für das Motiv zu ergründen. Beim Motiv „Wichtigkeit“ kann dies zum Beispiel lauten: „Andere nehmen mich nicht ernst!“ Normen sind kompensatorische Bemühungen für negative Selbstschemata, um bei unserem Beispiel zu bleiben: „Sei besonders hübsch/witzig/verführerisch/…, denn damit generierst du Aufmerksamkeit.“ Regeln sind Bemühungen, negative Beziehungsschemata zu kompensieren. Für unser Beispiel heißt das etwa: „Andere haben mich zu beachten!“

Sachse geht mit dieser Schemamatrix auf die Ausbildung von Persönlichkeitsakzentuierungen ein. Die Kompensation bzw. der Kampf sind danach Mittel, die die Ausbildung von Persönlichkeitsstilen bedingen. Diese Sichtweise sei für die hier vorgestellte Schemamatrix erweitert auf die beiden anderen universellen Möglichkeiten, Stress zu begegnen: nämlich Starre (erdulden) und Flucht (vermeiden).

Die universellen Reaktionen sowohl auf akuten als auch chronischen Stress sind also:

- *fight:* Kampf, Kompensation;
- *flight*: Flucht, Vermeidung;
- *freeze:* Starre, Erdulden.

Falls die Frustration von chronischen Bedürfnissen der Auslöser für diese automatischen und leicht nachvollziehbaren Reaktionen darstellt, erweist sich dies als problematisch, da sie immer nur „mehr desselben" erzeugen. Sie führen also zur Ausbildung von maladaptiven Schemata (Young et al., 2008).

Eine Schemamatrix zu erstellen, erfordert ein sehr großes Maß an Reflexionsvermögen und Introspektion, weshalb sich die Methode vor allem in der Arbeit mit Jugendlichen ab ca. 16 Jahren bewährt hat.

Die Ermittlung eines Schemas (Selbst- und Beziehungsschema) erfolgt über Fragen wie:

„Und was bedeutet das, dass du da allein zuhause warst, für dich?"
„Was sagt es über dich aus, wenn du am Samstagabend allein zuhause bist? Wie denkst du dann über dich?"
„Was denkst du über dich, wenn deine Eltern sagen, du sollst dich nicht so hineinsteigern? Oder wenn sie sagen, dass du ein Drama machst?"

Sie können diese „Und was bedeutet das?"-Fragen mehrfach wiederholen, so lange, bis Sie denken, nun sind wir „am Grund" angekommen. Auch diese Technik stammt von Sachse (2022c).

Tab. 5: Schemamatrix mit einem zentralen negativen Selbstschema einer 16-jährigen Patientin, Diagnose F 40.1 Soziale Phobie

	Schema-Matrix: Selbstschema
Selbstschema	„Ich bin zu viel!" „Ich bin viel zu emotional!"
Fight: Norm/Kompensation	tough sein, sich nichts anmerken lassen, sich nicht selbst öffnen, sich zusammenreißen, keine Emotionen nach außen dringen lassen
Flight: Vermeidung	sozialer Rückzug
Freeze: Erdulden	Wenn ich kritisiert werde, etwa, dass ich zu emotional bin, gebe ich anderen automatisch recht. Ich beginne, mich selbst zu kritisieren.

Tab. 6: Schemamatrix mit einem zentralen negativen Beziehungsschema einer 16-jährigen Jugendlichen, Vorstellungsgrund F 40.1 Soziale Phobie

	Schemamatrix: Beziehungsschema
Beziehungsschema	In Beziehungen bekommt man keine Aufmerksamkeit!
Fight: Regel/Kompensation	Mach dich interessant! Koste es, was es wolle!
Flight: Vermeidung	Zieh dich zurück! Soziale Kontakte sind sehr anstrengend und früher oder später wirst du verletzt werden. Bleib besser daheim!
Freeze: Erdulden	In sozialen Situationen: Auch wenn meine innere Anspannung mit jeder Sekunde mehr wird, kann ich hier nicht weg. Ich habe keine Wahl!

Das Fallbeispiel dieser Jugendlichen (Tabelle 6) und zwei weitere Fälle, für die die Schemamatrix geeignet war, werden im Exkurs zu den Lebenswelten von Jugendlichen in den Corona-Pandemiejahren März 2020 bis Herbst 2022 (Anhang, Kapitel 15) skizzenhaft vorgestellt.

Die Anwendung der Schemamatrix erfordert Vorwissen im Bereich der Schematherapie (Young et al., 2008) und der Klärungsorientierten Psychotherapie (KOP nach Sachse, 2022b).

10.3 Input

Wie die letzten Ausführungen zeigen, ist der Begriff „Rollenspiele“ weit gefasst. Die Kategorie „Rollenspiele“ vereint Techniken der psychotherapeutischen Arbeit in der Dimension der Klärung und Bewältigung (Grawe et al., 2001) sowie Methoden für die reflexive und introspektive Arbeit am eigenen Selbst und an den Beziehungen zu anderen.

Indem bestimmte Themenstellungen besonders vertieft werden, gelingt eine Stärkung von Selbstwert und Identität. Die Abbildungen 29 und 30 auf S. 99 verdeutlichen die Vorgangsweise beim Einsatz von Rollenspielen.

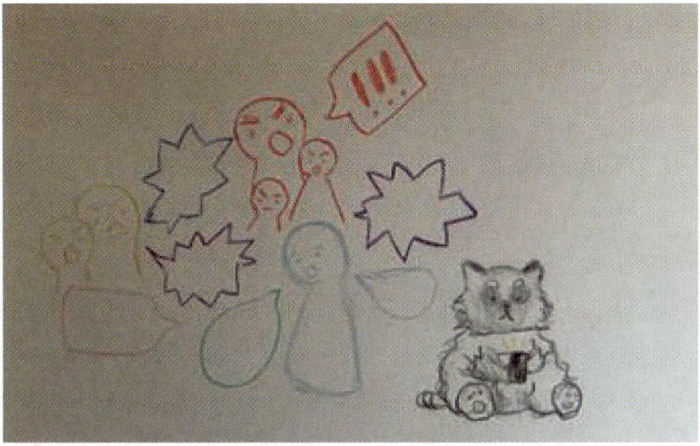

Abb. 29: Modus des „distanzierten Beschützers" (Young et al., 2008) einer 16-jährigen Patientin, Vorstellungsgrund F 32.1 Mittelgradige depressive Episode.

Im Vordergrund von Abbildung 29 sitzt der als Waschbär dargestellte Modus des distanzierten Beschützers und sieht fern. Im Hintergrund sind die zurückgedrängten Anteile der Persönlichkeit sichtbar. Die Sprechblasen bleiben leer, nur die kritischen bzw. fordernden Anteile versuchen, sich mittels Rufzeichen Gehör zu verschaffen.

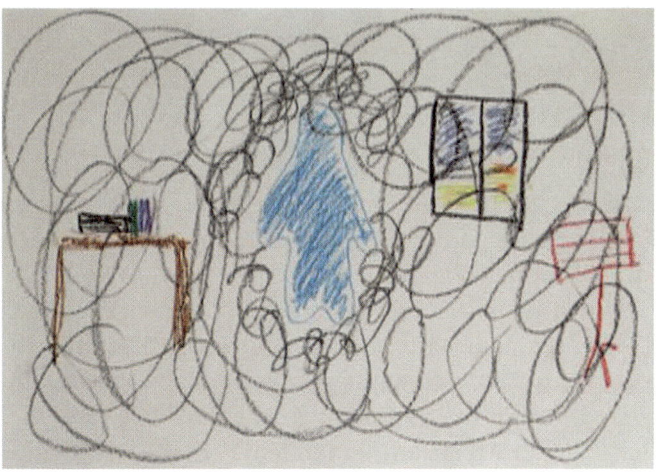

Abb. 30: Darstellung des erduldenden Modus (Young et al., 2008) einer 17-jährigen Jugendlichen, Diagnose F 43.2 Anpassungsstörung. Gezeichnet ist die nachmittägliche Hausaufgaben- und Lernsituation.

11 Regelspiele: Am konkreten Verhalten arbeiten

Auszug aus Tab. 3: Kreative Methoden in der ambulanten Praxis: Regelspiele

Regelspiele
angeleitete Ideen zur Selbstentdeckung
Übungen zur Gefühlsbewältigung und Gefühlsregulation (Skills)
generell: ausprobieren und einüben neuer Verhaltensweisen
Soziales Kompetenztraining: sich beherrschen und mitmachen – kooperieren
Soziales Kompetenztraining: Methoden zur Förderung von Perspektivenübernahme und Empathie
erstellen von „ultimativen Listen“
setzen und erreichen von konkreten Zielen
Problemlösemethoden und Methoden zur Bewältigung von Konflikten
angeleitete Übungen zur Achtsamkeit, wie z. B. Gefühle surfen; 5 Dinge, die ich sehe/fühle ...
angeleitete Übungen zur Entspannung, wie z. B. Progressive Muskelrelaxation (PMR) für Kinder, Fantasiereisen ...
Regelspiele
angeleitete Übungen zu bestimmten Themen, wie z. B. „Gute Nachrichten über mich“ (Hobday & Ollier, 2011)
angeleitete hypnosystemische Techniken, wie z. B. „Der kleine Lederbeutel mit allem drin“ (Signer-Fischer, 2014)

11.1 Wann und wozu

Die Kategorie der Regelspiele umfasst alle kreativen Methoden, bei denen die Kinder und Jugendlichen auf Anleitung von Therapeut:innen hin agieren oder bei denen Patient:in und Therapeut:in nach festgesetzten Regeln und mit einem klar umgrenzten Ziel miteinander spielen.

Bei diesen Methoden wird also anhand fester Strukturen und fester Regeln „abgearbeitet“. Mit einem sehr engen Fokus auf bestimmte Zielsetzungen wird am konkreten Verhalten gearbeitet.

Natürlich hat die Arbeit am konkreten Verhalten Auswirkungen auf Kognitionen und Emotionen und auch auf die tiefer liegenden Strukturen des Hauses der Persönlichkeitsentwicklung (siehe Abbildung 5 auf S. 39).

Es gibt auch in der Kategorie „Regelspiele“ Platz für eigene Entscheidungen – aber die Wahlmöglichkeiten sind begrenzt.

Regelspiele sind immer dann angesagt, wenn es darum geht, das Ausmaß der Kooperation, das Kinder und Jugendliche im Alltag zeigen, oder die Anzahl der Handlungsmöglichkeiten, die ihnen im Alltag zur Verfügung stehen, zu erhöhen.

Die Patient:innen üben, sich zu beherrschen und mitzumachen (wenn Anpassungsleistungen unzureichend erfolgen und daher trainiert werden müssen) oder loszulassen und dabei sein zu können (wenn Wege, sich produktiv in den Alltag einzubringen, nicht genutzt werden oder noch nicht vorhanden sind). Gefühle, das eigene Selbst regulieren und im Hinblick auf selbstgewählte Ziele steuern zu können – Regelspiele helfen auf kreative Art und Weise, dies alles zu trainieren und einzuüben.

Die Durchführung von Spielen dieser Kategorie erzeugt oft viel Sicherheit, gerade bei Verhaltenstherapeut:innen. Schließlich geben sie hier kaum Kontrolle ab und die Psychotherapiestunde verläuft mit konkreten Aufgaben bzw. anhand von Manualen. Die empfundene Sicherheit kann aber ein fatales Missverständnis sein, da der eigentliche Kontakt zu den Kindern und Jugendlichen eventuell zu kurz kommt. Darin liegt die Gefahr bei der Kategorie der Regelspiele: dass die Top-down-Prozesse nicht die gewünschte Wirkung in die Tiefen der Persönlichkeit erzeugen und Grundannahmen und Schemata unverändert bestehen bleiben.

11.2 Was und wie

Im Gegensatz zu den Kategorien „freies Spiel“ und „Kontaktspiele“ gibt es für die Kategorien „Rollenspiele“ und „Regelspiele“ viele Ideen und Anleitungen in der psychotherapeutischen Fachliteratur. Die größte Menge an Instruktionen findet sich zur Kategorie der Regelspiele.

Im Folgenden wird eine Auswahl an Regelspielen vorgestellt, die sich in der ambulanten Praxis vielfach bewährt haben.

11.2.1 Angeleitete Ideen zur Selbstentdeckung

Spielen Sie etwa zum Kennenlernen oder auch in einer späteren Phase der Psychotherapie eine **Kartenbox mit Fragekarten** (z. B. „Wenn ich ein

Bonbon wäre"; Rossa & Rossa, 2017), genießen es die meisten Jugendlichen, wenn nicht nur sie ausgefragt werden. Die Kartenbox bietet sich besonders für Jugendliche an, die Schwierigkeiten mit der Selbstöffnung haben. Wenn Sie das Spiel abwechselnd gestalten, also dass einmal die Patientin oder der Patient Sie fragt, dann wieder umgekehrt, bewirken Sie mit Ihren Antworten bereits Lernen am Modell. Die kalkulierte Selbstoffenbarung beinhaltet, dass Antworten auf Fragen kein Muss sind. Erfahrungsgemäß profitieren Patient:innen bei dieser Form tatsächlich auf zwei Arten: durch das Lernen am Modell und durch die Verstärkung der psychotherapeutischen Beziehung, die mit der Selbstoffenbarung aufseiten der Psychotherapeut:innen einhergeht.

Die Übung **„Gute Nachrichten über mich"** erweist sich als ein richtiger „Ego-Booster". Im positiven Sinne ist damit gemeint, dass Kinder und Jugendliche auf einfachem Wege eine Aufwertung des Selbstwerts erfahren. Die Übung eignet sich auch für Kinder, die Ängste in Angriff nehmen müssen und daher eine Stärkung des gesunden Selbst brauchen.

Tab. 7: „Gute Nachrichten über mich" (Hobday & Ollier, 2011)

Gute Nachrichten über mich					
zuhause: Eltern	zuhause: Geschwister	in der Schule	im Hort	meine Freund:innen	im Verein etc.

Zunächst fragen Sie die Kinder/Jugendlichen, welche verschiedenen Bereiche es in ihrem Leben gibt, also wo sie überall dabei sind, wo sie überall dazugehören (auch wenn sie sich vielleicht nicht zugehörig fühlen). Eine Anleitung könnte wie folgt lauten:

„Wir alle haben in unserem Leben verschiedene Rollen inne. Zum Beispiel sitze ich gerade hier mit dir in meiner beruflichen Rolle als Psychotherapeutin. Aber zuhause, bei meinen Kindern, bin ich in der Mama-Rolle. Es kann aber auch sein, dass ich mal ganz allein mit mir bin, dann bin ich vielleicht in gar keiner Rolle. Wenn ich jedoch meine Mutter besuche, bin ich immer noch deren Kind, dann habe ich also eine Tochter-Rolle. Kannst du einmal überlegen, welche Rollen du in deinem Leben einnimmst?“

Bei jüngeren Patient:innen oder wenn diese Differenzierung zu schwierig ist, schreiben Sie die verschiedenen Lebensbereiche einfach selbst auf ein Blatt Papier (Tabelle 7).

Fortfahren könnten Sie folgendermaßen:

„Heute geht es nur um die Dinge, die du gut kannst oder die andere an dir gut finden! Gerade wenn es manchmal ein bisschen schwieriger ist, vergisst man ja gerne, was man alles gut kann. Also, wenn du an zuhause denkst, was mag dein Papa an dir oder deine Mama? Was würden die sagen, was du gut kannst oder gut gemacht hast? Alles, was dir einfällt, ist okay, und mir fällt ja selbst auch schon etwas ein, z. B., dass deine Mama gesagt hat, du bist oft sehr lieb zu deinem Bruder …“

Nacheinander werden nun die verschiedenen Bereiche nach „guten Nachrichten über mich“ durchforscht. Manchmal müssen Sie ein bisschen helfen, aber selbst wenn gegen Stundenende nur verhältnismäßig wenige gute Nachrichten notiert sind, fühlen sich Kinder und Jugendliche im Allgemeinen aufgewertet und bestärkt.

Natürlich können Sie die Tabelle nach Bedarf erweitern, etwa um Kategorien wie „in der Psychotherapie“, „in der Musikschule“, „bei meiner Oma“ etc.

11.2.2 Übungen zur Gefühlsbewältigung und Emotionsregulation

Die Auswahl an Techniken und Methoden ist hier unendlich breit. Bei den im Folgenden präsentierten Übungen handelt es sich um mündliche Überlieferungen aus verschiedensten Kontexten. In allen Übungen geht es darum, Emotionen wahrzunehmen und zuzulassen. Vor der Regulation kommen also wesentliche Schritte: Emotionen wahrzunehmen und zu differenzieren. Voraussetzung für alle hier angeführten Übungen ist ausreichende emotionale Stabilität. Psychotisch anmutende Wahrnehmungen oder wahnhafte Vorstellungen sind eine klare Kontraindikation.

Manchmal haben Ausbildungskandidat:innen Angst oder Sorge, den Emotionen der Patient:innen hilflos gegenüberzustehen – genau wie die Patient:innen selbst. Wenn Sie mit einem Gefühl nicht weiterwissen, dann wissen Sie mit einem Gefühl nicht weiter. Das ist kein Beinbruch. Wenn Sie in einer aktuellen Situation nicht weiterwissen, dann heißt das auch nicht, dass das immer so weitergeht.

Der Beinbruch besteht eher darin, diese Hilflosigkeit oder Ohnmacht zu überspielen oder zu glauben, Sie müssten immer wissen, wie Sie ein bestimmtes Gefühl „kleinkriegen". Druck erzeugt Gegendruck, und ein Gefühl, das Sie nicht haben wollen, weil Sie davor Angst haben oder sich selbst mit diesem Gefühl nicht akzeptieren oder leiden können, wird nicht verschwinden. Tatsächlich ist die Lebensrealität die, dass wir mit bestimmten Zuständen, Gedanken oder Emotionen oft lange beschäftigt sind, bis wir sie vollinhaltlich verstehen, uns selbst mit diesen Gefühlen annehmen können und somit tatsächlich in die Nähe einer Lösung dieser aversiv erlebten Gefühle kommen.

Psychotherapeut:innen, die Angst vor Gefühlen haben und dies kompensieren oder überspielen, richten über das Prinzip „Lernen am Modell" tatsächlich Schaden an und hemmen den psychotherapeutischen Prozess. Das ist der Grund, warum Selbsterfahrung in der psychotherapeutischen Ausbildung eine so große Rolle spielt.

Das Besondere am emotionsfokussierten Arbeiten ist der Zauber, der dabei mit den Patient:innen oft entsteht: die Zuwendung zu aversiven Emotionen (das Da-sein-Lassen, Aushalten), die Selbstannahme und Akzeptanz bewirken, dass sich diese Emotionen verändern – wenn nicht sogar ein Stück weit auflösen, weil sie nicht mehr notwendig sind.

Übung: Rahmentechnik

Ähnlich dem imaginativen Überschreiben eignet sich die Rahmentechnik dazu, negative Gefühle in Bezug auf einmal erlebte Szenen zu überschreiben, nur auf anderem Weg. Diese Art, eine Entlastung von negativen Emotionen aus der Vergangenheit zu erreichen, ist durchaus elegant und faszinierend.

Begegnen Sie in Ihrer Praxis einem aversiven Gefühl, das immer wieder kommt und viel Raum einnimmt, so bitten Sie Ihre Patient:innen, das

Gefühl hier sein zu lassen, indem sie sich Szenen aus der Vergangenheit vergegenwärtigen. Es geht nicht darum, intensiv nachzudenken, und sie müssen auch nicht erklären können, wie diese Szenen mit dem unmittelbar erlebten Gefühl zu tun haben.

Leiten Sie Ihre Patient:innen mit ein paar einfachen Worten an, sich gut auf dem Sessel im Hier und Jetzt zu spüren (siehe Übung „Gefühle surfen", S. 108) und auch die Augen zu schließen. Von einer der zuvor erinnerten Szenen machen Sie dann in einer Imagination ein Foto. Anschließend fragen Sie:

„Wenn dieses Bild einen Rahmen hätte, was wäre das für ein Rahmen? Welches Material, welche Farbe, Form, Oberfläche, Konsistenz etc. hätte er?"

Anschließend holen Sie die Aufmerksamkeit wieder ins Hier und Jetzt. Mit geschlossenen Augen betreten Sie in einer Imagination mit den Patient:innen einen Markt, auf dem es eine riesengroße Auswahl an Bilderrahmen gibt. Leiten Sie die Patient:innen an, durch die Gassen zwischen den Ständen zu schlendern, vielleicht auch das Ambiente zu genießen. Anschließend sollen sie einen Rahmen wählen, der ihnen wirklich gut gefällt.

In einem dritten Schritt kehren die Patient:innen vom Markt zu dem abgelegten Foto zurück und fügen es in den neuen Rahmen ein. Mit einem letzten Blick auf das Bild, so wie es sich nun darstellt, beenden Sie die Übung.

Es empfehlt sich, diese Übung einfach wirken zu lassen und nicht zu zerreden und zu zerdenken. Bitten Sie etwa Ihre Patient:innen, bis zur nächsten Stunde auftauchende Fragen zu notieren, sodass Sie in der Folgestunde darauf eingehen bzw. nachfragen können, wie sie die Übung erlebt haben. Tatsächlich ist die Übung selbsterklärend und führt gemeinhin zu innerer Erleichterung. Für Kinder und Jugendliche, die sehr viel denken und einen starken kognitiven Schwerpunkt setzen, ist das ein besonderes Erlebnis.

Übung: Wenn das Gefühl eine Farbe, Form, Konsistenz, Geruch, Struktur hätte

Diese Übung fördert das Zulassen, Wahrnehmen und Aushalten von Gefühlen und somit die Stresstoleranz. Sie eignet sich immer dann, wenn aversive Gefühle aktuell in der Praxis vorhanden sind und so viel Raum einnehmen, dass ihnen besondere Aufmerksamkeit geschenkt werden muss.

Eine Anleitung könnte wie folgt lauten:

> „Negative Gefühle lösen in uns oft eine recht automatische Reaktion aus: Wir wollen sie am liebsten gar nicht haben. Also versuchen wir, sie wegzuschieben, nicht daran zu denken, sie zu vermeiden. Aber wenn du z. B. an etwas nicht denken willst, wie an den berühmten rosa Elefanten, dann denkst du ganz automatisch an den rosa Elefanten.
> Es gibt nun ein Geheimnis, das ich recht faszinierend finde. Gefühle, die da sein dürfen, verändern sich. Nicht selten lösen sie sich sogar auf. Das ist nichts, was ich als Psychotherapeutin bewirke, das ist ein Mechanismus, den Menschen gar nicht steuern müssen. Zum Beispiel hast du sicher schon erlebt, dass, wenn du traurig bist und dann weinst, dein Kummer danach ein Stückchen leichter ist. Dabei hat sich an der Situation, die den Kummer auslöst, gar nichts geändert.
> Ich kann dir also nicht helfen, ein Gefühl wegzumachen, aber ich kann dir helfen, das Gefühl einmal so richtig da sein zu lassen und es von allen Seiten zu betrachten. Und das hilft dir, das Gefühl besser auszuhalten. Wie gesagt: Gefühle, die da sein dürfen, verändern sich und lösen sich manchmal sogar auf.
> Bist du also bereit für ein solches Experiment?“

Danach nehmen Sie auf das aktuell präsentierte negative Gefühl Bezug und stellen die folgende Frage:

> „Wenn dieses Gefühl eine Farbe hätte, welche wäre das? Schau mal, welche Farbe passen könnte, und beschreib mir bitte recht genau, was du da siehst …“

Danach erfragen Sie die Form, die Konsistenz, den Geruch, den Ort (beispielsweise außerhalb vom Körper, vor dir, hinter dir, einhüllend etc.) und alles, was Ihnen noch einfällt. Im Anschluss können die Kinder/Jugendlichen das Gefühl zeichnen, aus Knete formen oder auf sonstige Art darstellen.

In einem zweiten Schritt wäre es natürlich möglich, die entstandene Form für weitere Imaginationen zu nutzen, das Gefühl also aufzulösen, etwa zu sprengen oder einzupacken – was auch immer. Den imaginativen Ideen sind keine Grenzen gesetzt.

Häufig führen zu schnelle Lösungsversuche dazu, dass Patient:innen zwar kurzfristige Erleichterung erleben, dann aber frustriert sind, weil das aversive Gefühl sie erneut einholt. Lassen Sie sich also Zeit. Lassen Sie ein Gefühl vor allem da sein, statt unbedingt für Erleichterung sorgen zu wollen.

Übung: Gefühle surfen

Diese Übung (in leicht abgewandelter Form auch in Auer & Bohus, 2017) hilft dabei, Gefühle wahrzunehmen, ohne auf sie mit Handlungen zu reagieren. Es ist also eine Achtsamkeitsübung, die die Stresstoleranz erhöhen kann und die Empfindung befördert: „Ich habe ein Gefühl, aber ich bin nicht das Gefühl!“ Diese Empfindung wird in der hier erläuterten Variante verstärkt, indem abwechselnd die Achtsamkeit auf den Moment und dann wieder auf das unangenehme Gefühl gerichtet wird. Die Patient:innen beobachten die körperlichen Veränderungen, wie die Anspannung steigt und wie sie von dem schwer zu ertragenden Gefühl zu einem Zustand der inneren Sammlung gelangen.

Als erstes benötigen Sie das Einverständnis Ihrer Patient:innen. Wenn Kinder oder Jugendliche mit einem besonders unangenehmen Gefühl in die Praxis kommen, das im therapeutischen Prozess bereits öfter aufgetreten ist und auf das im Allgemeinen mit maladaptiven Bewältigungsmustern reagiert wird (fight, flight, freeze), dann könnten Sie Folgendes sagen:

„Ich habe den Eindruck, du ärgerst dich richtig, dass es dir jetzt wieder so schlecht geht. Weil du dieses Gefühl ja schon kennst. Und wenn dieses Gefühl da ist, diese Mischung aus ... (hier ergänzen Sie, was auch immer es ist), dann fühlst du dich so richtig hilflos ausgeliefert, oder? Daher möchte ich dir jetzt eine Übung vorschlagen, bei der wir in dieses Gefühl ‚hineingehen' und dann wieder ‚hinaus', als ob wir in verschiedene Zimmer eines Hauses spazieren ..."

Um starten zu können, notieren Sie sich ein paar Punkte zu der Situation, durch die das unangenehme Gefühl ausgelöst wurde oder mit der Sie das unangenehme Gefühl selbst anleiten können.

Die Patient:innen setzen sich dabei bequem in einen Sessel. Als Psychotherapeut:in leiten Sie zunächst die Achtsamkeit für das Hier und Jetzt an. Günstig ist dabei eine Position seitlich zu den Patient:innen, damit diese sich nicht beobachtet fühlen. Die Anleitung könnte wie folgt lauten:

„Stell bitte beide Füße auf den Boden und setz dich bequem hin. Geh mit der Aufmerksamkeit dorthin, wo deine Füße den Boden berühren. Spüre kurz den Kontakt deiner Füße mit dem Boden, dann wandere mit deiner Aufmerksamkeit den Körper hinauf: dorthin, wo deine Oberschenkel den Sessel berühren, zu deinem Gesäß, über den unteren Rücken, oberen Rücken, Nacken ... die Kopfhaut entlang bis zum höchsten Punkt deines Körpers. Spüre kurz deine Stirn. Es geht nicht darum, etwas zu verändern, sondern nur die Aufmerksamkeit dorthin zu lenken. Schließe die Augen und nimm den Lichteinfall hinter deinen Augen wahr. Geh dann mit der Aufmerksamkeit zu deinem Atem – nichts verändern, nur beobachten. Nimm wahr, ob du flach oder tief atmest, wo der Atem ‚sitzt', und wenn er sich vertiefen möchte, lass es zu. Das muss aber nicht sein ..."

Intensivieren lässt sich diese erste Konzentration auf den Moment mit der Aufgabe, alle Geräusche aufzuzählen, die aktuell wahrzunehmen sind. Dann fragen Sie, wie sich der Körper der Patientin oder des Patienten aktuell anfühlt, ob es Empfindungen gibt, die berichtet werden können.

Den zweiten Schritt der Übung leiten Sie wie folgt an:

„Wir gehen jetzt mit der Aufmerksamkeit hin zu diesem unangenehmen Gefühl, dem du ja schon oft begegnet bist und das dich oft begleitet."

Mit den zuvor erstellten Notizen leiten Sie das Aufsteigen der Anspannung an:

„Deine Aufgabe ist jetzt zu beobachten, was sich in deinem Körper verändert, wenn du dieses Gefühl aufsteigen lässt. Nichts verändern, nur beobachten. Lass das Gefühl ganz groß werden. Spüre dabei immer wieder deinen Körper auf der Sitzfläche hier in diesem Raum. Was verändert sich in deinem Körper, wenn dieses Gefühl aufsteigt? Lass es da sein, wehre dich nicht dagegen, lass es da sein, noch ein wenig, noch ein wenig ... Wehre dich nicht dagegen, sondern beobachte nur die Empfindungen in deinem Körper ...
... und dann komm mit der Aufmerksamkeit wieder zurück, hierher in diesen Raum."

Sie leiten nun wieder die körperliche Achtsamkeit des ersten Schritts an. Diesen Vorgang wiederholen Sie mehrmals hintereinander.

Diese Übung wird im Allgemeinen sehr positiv erlebt. Bei jedem Schritt weisen Sie Ihre Patient:innen darauf hin, auf alle körperlichen Veränderungen zu achten, die der jeweilige Wechsel mit sich bringt: nur darauf zu achten und nicht dagegen anzukämpfen.

Oft können im Anschluss an diese Übung unmittelbar mit dem aversiven Gefühl verbundene Gedanken und implizite Bedeutungen eruiert werden.

Übung zur unmittelbaren Regulation von Gefühlen auf körperlicher Ebene

Eine weitere, sehr einfache und sehr effektive Übung zur unmittelbaren Regulation von Gefühlen ist die **„Quadratatmung"**: vier Sekunden einatmen, vier Sekunden Luft anhalten, vier Sekunden ausatmen, vier Sekunden Luft anhalten etc. Führen Sie diese Übung gemeinsam mit Ihren Patient:innen für ein paar Minuten durch.

Zahlreiche solche Anleitungen finden Sie in der Literatur zu den Themen Emotionsregulation und Achtsamkeitsübungen.

Auch das bewusste Vollziehen von **Augenbewegungen** scheint einen Einfluss auf das körperliche Erleben von Gefühlen zu haben. Dies erinnert an EMDR (Eye Movement Desensitization and Reprocessing; Shapiro, 2022), dessen Wirksamkeit in Studien nachgewiesen werden konnte. Haben Sie stark emotionalisierte Jugendliche in Ihrer Praxis, fordern Sie sie auf, mit den Augen und *nur* mit den Augen Ihrer Handbewegung zu folgen. Zeigen Sie dann ein, zwei oder maximal drei große liegende Achten und anschließend einen Kreis. Die Handbewegung endet im Mittelpunkt des Kreises.

Wenn die Patient:innen zuvor auf einer Skala von 0 bis 100 eine Emotionalisierung von etwa 95 aufwiesen, liegt dieser Wert nach der Übung einen Tick niedriger. Weitere körperliche Übungen können sich nun anschließen, etwa aufstehen, sich schütteln, alles abschütteln, abstreifen (den ganzen Körper), isometrische und Überkreuzbewegungen etc.

Es empfiehlt sich, die zahlreichen in der Literatur zu findenden Vorschläge (z. B. Holl, 2020) zunächst bei sich selbst auszuprobieren. Haben Sie damit Erfolg, steigt Ihr Mut und damit die Wahrscheinlichkeit, auch Übungen Ihren Patient:innen anzubieten, die auf der körperlichen Ebene ablaufen. Tatsächlich sollten wir in unseren Praxen viel mehr atmen, lachen, seufzen, schreien, knurren, singen, uns bewegen, uns spüren.

11.2.3 Regelspiele einsetzen: Einüben von Verhaltensweisen

Regelspiele sind immer dann indiziert, wenn Kinder und Jugendliche Schwierigkeiten haben, sich an Strukturen zu halten und Frustrationen zu ertragen. Zum Beispiel ist „Mensch ärgere dich nicht“ ein Spiel, bei dem die Regeln klar sind. Dennoch können Therapeut:innen hier viel beeinflussen, vor allem das Ausmaß der Frustration, mit dem sie die Patient:innen konfrontieren.

Suchen Sie unbedingt Regelspiele aus, die Ihnen selbst Freude bereiten. In meiner Praxis gibt es z. B. kein „Mensch ärgere dich nicht“. Es steht eine Reihe anderer Spiele zur Verfügung, die die oben genannten Anforderungen erfüllen, z. B. ein Würfelspiel namens „Wickie“, „Vier gewinnt“, „UNO“ oder Würfelspiele, bei denen man mittels aufgezeichneter Leitern hinauf- oder hinunterrutschen kann.

Neben Regelspielen, in denen vor allem Würfelglück eine Rolle spielt, sollte man auch eine Reihe von Spielen anbieten, die vielfältige Bedürfnisse ansprechen und den Ehrgeiz von verschiedensten Patient:innen wecken können. In meiner Praxis gibt es z. B. **Fußball-Ligretto**, ein Spiel, das viel Geschwindigkeit und schnelles Umschalten verlangt. Ich behaupte hier, durch mein langes Training fast unschlagbar zu sein, und wecke somit den Ehrgeiz vieler Jungen und Mädchen. Anhand dieses Spiels, das praktisch alle meine Patient:innen neu kennenlernen, lässt sich sehr gut beobachten, wie diese sich beim Erklären verhalten, wie schnell die Auffassungsgabe ist, wie verzagt oder optimistisch sie sind, wie die Selbsteinschätzung ist (Unterschätzen, Überschätzen, realistische Einschätzung), wie hoch die Frustrationstoleranz ist etc. Mit manchen Patient:innen spiele ich Fußball-Ligretto über viele Stunden (nachdem es den Trainingscharakter verloren hat, eignet sich das Spiel aufgrund seiner Kürze auch zur Belohnung), wir führen Punktelisten und es gibt z. B. zum Schulsemesterende eine kleine Belohnung für die Gesamtgewinner:innen.

Ebenfalls sehr geeignet ist das Spiel **„Hol's der Geier“**, bei dem man verdeckt um verschiedene Punktekarten bieten muss. Es ist sehr spannend zu beobachten, ob die Spielepartner:innen sehr auf Sicherheit achten, ob sie antizipieren können und wie sie Entscheidungen treffen. Hier kann man auch das lustvolle „Danebenhauen“ üben und die innere Freiheit ansprechen, mit der Fehler riskiert werden dürfen. „Hol's der Geier“ ließe sich durchaus gut als Persönlichkeitstest für die Ausformung zwanghafter Akzentuierungen verwenden.

Als Therapeut:in sind Sie aufgefordert, auf das richtige „Niveau“ von Gewinnen und Verlieren zu achten. Die Einschätzung dieses Niveaus ist eine wichtige Information: So gibt es z. B. Kinder und Jugendliche, die es „vertragen“, andauernd zu verlieren. Manchmal ist es sogar notwendig, dass Sie als Therapeut:in mit Ihrem Können auftrumpfen, weil es den Respekt der Patient:innen vor Ihnen als Bezugsperson erhöht.

Umgekehrt sollten Sie gelegentlich etwas schummeln, um zu verlieren, wenn deutlich wird, dass eine weitere Frustration Sie in Beziehungsmisskredit bringt oder die Frustrationstoleranz des Gegenübers überlastet.

Wenn Sie Frustration trainieren, müssen Sie darauf achten, dass Sie weder unterfordern noch überfordern. Modellhaft lernen Kinder auch, wenn Sie selbst oft verlieren – was mit etwas Pech im Spiel durchaus vorkommt: mit welchen Sätzen Sie sich Ihr Leben leichter machen oder wie Sie Frustrationen einordnen, ohne dass diese emotional überhandnehmen.

Generell wird die Fähigkeit, „verlieren zu können", von den meisten Menschen erwartet und in vielen Familien auch in moralisierender Weise eingefordert, ohne dabei auf die Altersgrenzen zu achten und, noch wichtiger, auf Geschwisterdynamiken. „Verlieren können" beginnt bei gesunder psychischer Entwicklung ab sechs (!) Jahren. Beobachtungen zeigen, dass das bei vielen älteren Geschwistern mit sechs Jahren ganz gut klappt, denn diese haben in jüngeren Jahren größtenteils mit ihren Eltern gespielt und die meisten dieser Eltern haben das Ausmaß der Frustrationen automatisch angepasst.

Bei jüngeren Geschwistern ist das anders. Bis diese sechs Jahre alt sind, haben sie oft schon eine massive Geschichte von Frustration und den Stempel als „emotionales Kind". Denn die älteren Geschwister fordern entwicklungsgemäß das Einhalten von Regeln ein und daher passt niemand mehr das Ausmaß der Frustration an die altersbedingten Gegebenheiten an. Es gibt aber auch ältere Geschwister, die gegen alle möglichen Leute verlieren können, jedoch unter keinen Umständen gegen ihr jüngeres Geschwister.

Manche Kolleg:innen verwenden Brettspiele auch als eine Art Nebenher-Technik, also um ein Gespräch in Gang zu bringen und Kindern/Jugendlichen, die selbst nicht so leicht ins Reden kommen, den Druck der direkten Gesprächsaufforderung zu nehmen. Während gespielt wird, entspannt sich das Gespräch über den Alltag.

11.2.4 Problemlöse- und Konfliktbewältigungstechniken

Übung: Finde den Ausstieg

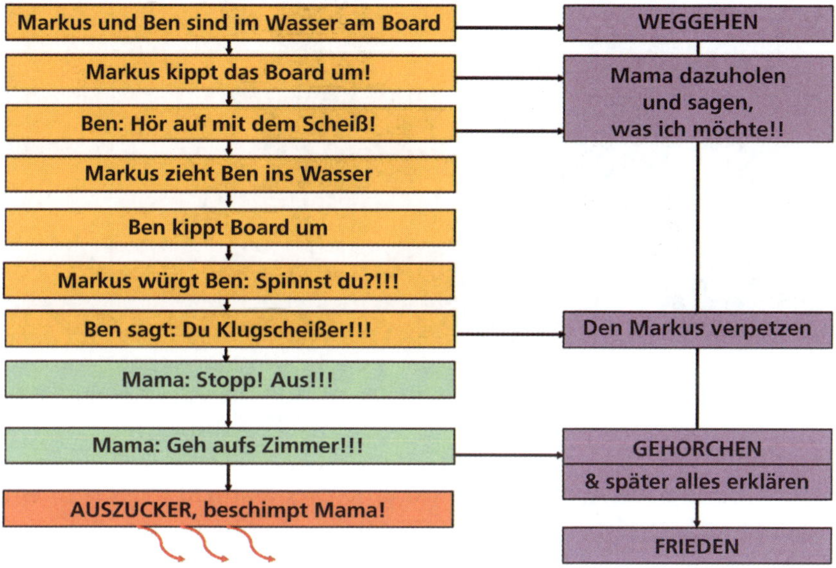

Abb. 31: „Finde den Ausstieg“ (Görlitz, 2004) mit einem neunjährigen Patienten, Diagnose F 90.1 Hyperkinetische Störung des Sozialverhaltens

„Finde den Ausstieg“ ist eine konstruktive Methode, um den Umgang mit Streitereien und Konflikten beispielsweise zuhause besser in den Griff zu bekommen. Erlebte Konfliktszenen werden in kleinste Abfolgen zerlegt. Anschließend suchen Sie gemeinsam mit Ihren Patient:innen Ausstiegsmöglichkeiten – je mehr, desto besser, bzw. so viele, wie es die Aufmerksamkeitsspanne Ihrer Patient:innen zulässt (Abbildung 31).

Übung: Ziel – Beziehung – Selbstachtung

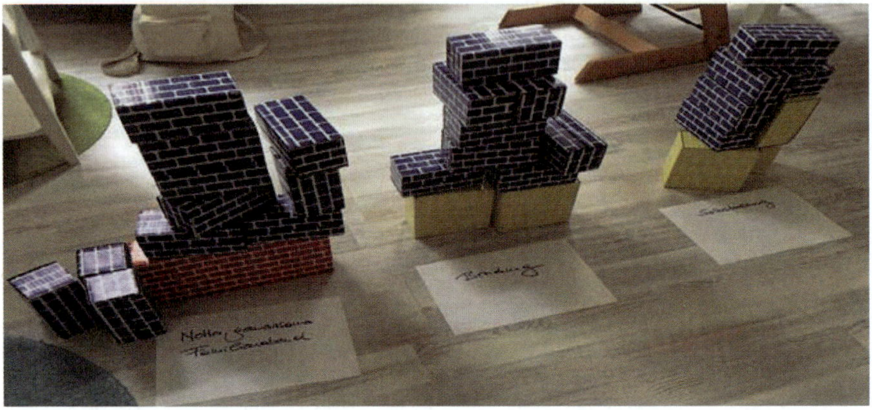

Abb. 32: „Ziel – Beziehung – Selbstachtung" mit einer 15-jährigen Patientin, Vorstellungsgrund F 40.1 Soziale Phobie (Auer & Bohus, 2017)

Diese Übung nach Auer und Bohus (2017) verdeutlicht, dass es in einem Konflikt hilfreich ist, nicht nur die Zielerreichung im Blick zu haben, sondern auch die durch den Konflikt entstehenden Implikationen für die Beziehung zwischen den Konfliktparteien und für die Selbstachtung.

In dem Fall aus Abbildung 32 ging es darum, dass die Patientin von sich stets verlangte, ihre negativen Emotionen zu unterdrücken, etwa wenn sie sich beim gemeinsamen Abendessen gekränkt, zurückgesetzt oder ungerecht behandelt fühlte. Um jeden Preis versuchte sie, die Fassade aufrechtzuerhalten, um sich anschließend im Zimmer zu verkriechen und selbstverletzende Verhaltensweisen auszuüben. Wie wir an der Anzahl der Bausteine sehen können, gewichtet die Patientin das Ziel des „netten, gemeinsamen Familienabends" (der von den Eltern sehr forciert wurde) am höchsten. Danach fand die Aufrechterhaltung der Beziehungen Beachtung durch die Patientin, die ihr ebenfalls sehr wichtig war und die sie nicht durch Konflikte gefährden wollte. Erst an dritter Stelle folgte die Selbstachtung, die durch das Aggressionen unterdrückende Verhalten der Patientin deutlich litt. Dies wurde ihr mit dieser Übung sehr bewusst.

Nach und nach gelang es der Patientin, ihre Prioritäten anders zu setzen, das Essen teilweise früher zu verlassen oder überhaupt anzusprechen, wenn es unmittelbar belastende Erlebnisse gab.

11.2.5 Fantasiereisen, Imaginationen

Wenn Sie den Eindruck haben, es besteht eine Offenheit gegenüber Imaginationen, die innere Helfer:innen mobilisieren können, dann arbeiten Sie beispielsweise mit „Zauberwald und Zwergenkraft" (Grosser & Appel, 2019). Dabei handelt es sich um Fantasiereisen für Kinder mit meditativem Charakter, die den Selbstwert stärken.

Wichtig ist, dass das Angebot der Imagination zu den Patient:innen passt und keine Widerstände erzeugt, etwa weil die Sprache zu blumig oder kitschig ist oder weil das Imaginieren selbst schwerfällt.

12.2.6 Angeleitete Übungen zur Entspannung

Übung: Progressive Muskelrelaxation für Kinder

Gerade in der Arbeit mit Kindern bietet es sich an, die Technik der Progressiven Muskelrelaxation (PMR) nach Jacobson mit Bildern und Metaphern zu unterlegen. Eine aus verschiedenen Ausbildungen und Quellen zusammengestellte Anleitung dazu findet sich auch in Unger (2019):

> „Ich zeige dir jetzt ein paar einfache Übungen, die dir helfen können, dich zu entspannen, wenn du einmal zu aufgeregt bist. Die Übungen sind so gemacht, dass man sie eigentlich überall durchführen kann – vielleicht siehst du manchmal ein bisschen komisch dabei aus. Es ist auch so, dass dein Körper lernen kann, sich zu entspannen, das heißt, je öfter du es zuhause ausprobierst, desto schneller kannst du dich entspannen … Es gibt immer einen aktiven Teil, bei dem du bestimmte Muskeln anspannst, und einen passiven Teil: Wenn du die Anspannung löst, spürst du die Entspannung in den Muskeln und fühlst ihr ganz aufmerksam nach."

Am besten drehen Sie sich bei diesen Übungen seitlich von den Patient:innen weg, damit sie sich nicht beobachtet fühlen. Und fragen Sie auch, ob die Patient:innen lieber sitzen bleiben oder sich auf eine Matte auf den Boden legen wollen, gerne auch mit Decke.

Weiter lautet die Anleitung etwa:

„Hast du einen guten Platz gefunden? Sitzt du bequem? Dann komm mit deiner Aufmerksamkeit ganz in diesen Raum, spüre deine Füße am Boden, spüre, wo dein Körper die Unterlage berührt ... Oberschenkelrückseite, Gesäß, unterer Rücken, Schultern, deine Arme ...
Stell dir nun vor, es ist Sommer und du willst mit deinen Freund:innen Zitronenlimonade machen oder vielleicht auch Orangenlimonade. Du nimmst also eine Frucht in die Hand und quetschst sie ganz fest ... aber es rinnt nur wenig Saft heraus, daher musst du weiter quetschen ... und quetschen ... und quetschen ... und jetzt ist der Saft heraußen, du lässt los und spürst, wie angenehm das ist, wenn sich deine Hand und dein Arm wieder entspannen dürfen."

Auch die folgenden Übungsteile für jede Körperregion werden ein- bis zweimal wiederholt:

Arme:

Zitrone ausquetschen
a) dominanten Arm anspannen (ca. 5–7 Sekunden) → entspannen
b) nicht dominanten Arm anspannen (ca. 5–7 Sekunden) → entspannen
c) beide Arme anspannen (ca. 5–7 Sekunden) → entspannen

Stirn, Augen und Nase:

„Eine Fliege kommt vorbei und setzt sich auf dein Gesicht. Deine Arme ruhen aus und du versuchst, die Fliege zu verscheuchen, indem du die Stirn runzelst, die Augen zusammenkneifst, deine Nase rümpfst ..."

Lippen und Kiefermuskulatur:

„Du hast einen Riesenkaugummi im Mund, den du weich bekommen möchtest, um damit eine wunderschöne, riesengroße Kaugummiblase zu blasen."

Nackenmuskulatur, Schultern und obere Rückenpartie:

„Streck dich wie eine schläfrige Katze, die gerade aufwachen möchte. Nimm dabei die Arme über den Kopf, zieh die Schultern zu den Ohren, strecke und recke die Arme so weit wie möglich."

„Ziehe wie eine Schildkröte, die Gefahr spürt, den Kopf in den Panzer: Ziehe die Schultern soweit du kannst hinauf, am besten bis zu den Ohren, und schiebe den Kopf dazwischen. Bleibe einen Moment so, bis die Gefahr vorüber ist."

Bauchmuskulatur, Rumpfmuskulatur:

„Stell dir vor, du liegst entspannt auf einer Wiese und schläfst gerade ein. Die Sonne ist warm, ein paar Gräser kitzeln dich angenehm und es duftet herrlich. Auf einmal hörst du ein seltsames Trommeln und du siehst einen kleinen Elefanten auf dich zurennen. Zum Ausweichen ist es zu spät, daher bläst du deinen Brustkorb auf, hältst die Luft an und machst deinen Bauch so hart, wie du kannst. Nun ist der Elefant über dich hinweggelaufen und du hast dich gerade so richtig schön entspannt, als …"

„Spielst du gerne Merkball? Kennst du das, wenn es dir gelingt, einen scharf geschossenen Ball zu fangen? Dabei benutzt du deinen gesamten Oberkörper und dein Bauch wird hart wie ein Brett – so kannst du dich vor Verletzungen schützen. Stell dir nun vor, wie du einen solchen Ball fängst, und spann deine Bauchmuskeln an …"

„Stell dir vor, du musst durch ein schmales Loch in einem Zaun schlüpfen. Wie in einem Comic wirst du schmal wie eine Briefmarke und schlängelst dich durch das Loch, bewegst dich seitlich vorwärts durch einen schmalen Spalt, machst dich flach wie eine Flunder, ziehst den Bauch ein, klemmst die Arme an den Oberkörper, bis du endlich die andere Seite erreichst …"

Beine:

„Stell dir vor, du liegst auf dem Rücken und versuchst, mit den Beinen einen schweren Gegenstand wegzuschieben. Vielleicht ist es ein großes Paket oder auch ein Möbelstück, egal: Mit aller Kraft, die du in den Beinen hast, schiebst du den schweren Gegenstand von dir weg …"

„Du sitzt im Sommer an einem Sandstrand am Meer. Es ist angenehm warm und die Wellen kommen gerade so immer wieder an deine Zehenspitzen. Du beginnst nun, im Sitzen mit deinen Füßen im Sand ein Loch zu graben. Mit den Fersen schiebst du Sand weg, vertiefst das Loch immer mehr … du musst richtig arbeiten, denn das Meer überspült deine Grube immer wieder mit angenehm kühlem Wasser …"

Das Zurücknehmen der Anspannung darf natürlich nicht vergessen werden! Bevor man PMR anleitet, sollte es unbedingt selbst ausprobiert werden, zum Beispiel mithilfe von Video-Anleitungen o. Ä.

Autogenes Training für Kinder

Hier sei auf „Die Mondschaukel" und andere Geschichten von Else Müller (Müller, 1993) verwiesen. Diese verpacken Elemente des autogenen Trainings für Kinder und eignen sich auch gut vor dem oder zum Einschlafen.

12.2.7 Ultimative Listen

Ultimative Listen sind ein spielerisches Mittel, das eigene Leben mittels einer Art Overhead- oder Supervisionsfunktion zu betrachten.

Beispielsweise wurde eine Patientin, die gerne Geschichten schrieb, aufgefordert, alle Geschichten, die sie bereits verfasst hatte, zu katalogisieren, also in einer „ultimativen Liste der eigenen Geschichten" festzuhalten. Dies inspirierte sie dazu, die Geschichten auch an einem Ort zu sammeln. Dabei wiederum entstand die Idee, ein paar dieser Geschichten bei einem Wettbewerb einzureichen, und diese sind heute als Buch erhältlich.

Hier ein paar Anregungen für „ultimative Listen":

- Länder und Städte, in die ich reisen möchte
- Dinge, die ich gerne ausprobieren möchte
- Dinge und Menschen, die mir aktuell wichtig sind
- Berufe, die für mich infrage kommen
- Sachen, die ich mir gerne kaufen würde
- fünf Sachen, die mir in der Schule bis Semesterende wichtig sind
- fünf Sachen, die ich gerne tun würde, aber die ich mich nicht traue

Generell gilt, dass schnelles Assoziieren (z. B. zehn Dinge, die ich machen soll, und zehn Dinge, die ich machen will) oft hilft, näher an wichtige Themen heranzukommen („speed kills"). Das lohnt sich auch in Bezug auf negative Inhalte (z. B. zehn Gedanken, die mich sehr belasten). Dabei erweist sich die Papier-Bleistift-Form als durchaus vorteilhaft, weil es vor allem Jugendlichen leichter fällt, Gedanken mit stark negativem oder toxischem Inhalt aufzuschreiben, als diese direkt mündlich zu formulieren.

Teil 3: Kreative Methoden im therapeutischen Kontext

12 Unterschiedliche Aufträge in der Psychotherapie mit Kindern und Jugendlichen

12.1 Im Auftrag von Kindern und Jugendlichen: Kontakt als oberste Priorität

Es kann nicht oft genug betont werden: Wenn Sie sich vollinhaltlich auf ein Kind einlassen, dann brauchen Sie Methoden wie Kontaktspiele oder das freie Spiel!

Wenn Sie das freie Spiel beherrschen (also bereit sind, Kontrolle abzugeben), dann beherrschen Sie auch alle Bereiche des Regelspiels. Umgekehrt ist das nicht der Fall!

Fast alle Spiele und Anleitungen aus dem Bereich der Regelspiele starten Top-down-Prozesse. Der Satz „Lehre mich nicht, lass mich lernen!“ wird Konfuzius zugeschrieben und verdeutlicht den Unterschied zwischen Top-down- und Bottom-up-Prozessen. Bottom-up verlaufen also Interventionen, die mit Impulsen, Ideen und Themen arbeiten, welche die Patient:innen selbst einbringen.

Tatsächlich liegt hier meiner Auffassung nach eines der größten Probleme unseres Bildungssystems, und zwar gerade in den Jahren von 10 bis 18. Intrinsische Motivationen (was Schüler:innen wollen) finden oft keine Anhaltspunkte, stattdessen werden die Jugendlichen bis über beide Ohren hinaus „gefordert“ mit dem, was sie sollen. Gleichzeitig herrscht erheblicher Leistungs- und Anpassungsdruck bei vordergründiger Offenheit und Transparenz der Umgebung, die mit einer Vielzahl an Möglichkeiten wirbt und behauptet, ein Übermaß an Freiheit zu bieten.

In den Schulen wird Jugendlichen abtrainiert, ihr eigenes motivationales System zu spüren, wahrzunehmen und ernst zu nehmen. Ab dem Alter von 16 Jahren beginnen dann ein paar Stunden „berufliche Orientierung“ und die Erwachsenen mokieren sich über die Generationen, die nicht zu wissen scheinen, was sie wollen.

Viele Jugendliche kommen genau wegen dieser Entfremdung vom eigenen Motivsystem in die psychotherapeutische Praxis, also einer Alienation (Kuhl & Kaschel, 2004), die in der Folge je nach Bewältigungsstil (fight, flight, freeze) zu Depressionen, Aggressionen, Persönlichkeitsakzentuierungen etc. führt. Und dann sitzen diese Jugendlichen unter Umständen Verhaltenstherapeut:innen gegenüber, die sich selbst unter Druck setzen, um den Erwartungen der Eltern und der Schule zu genügen. Diese Therapeut:innen erzeugen ganz klar ein „Mehr desselben“ und nicht einen Paradigmenwechsel in der Prioritätensetzung bei den Jugendlichen.

Um der Alienation entgegenzuwirken, bedarf es einer Verschiebung der Bausteine der eigenen Persönlichkeit. Wo beispielsweise zu viel Kognition ist, braucht es Aufmerksamkeit auf Emotionen und vor allem auf Affekte, Stimmungen und das motivationale System. Und dies erreicht man bei Kindern und Jugendlichen erfahrungsgemäß nicht immer über die kognitive Ebene der Selbstreflexion, sondern eher durch Methoden, die implizite Bedeutungen aufgreifen und sichtbar machen können.

Seien Sie ermuntert, sich zu trauen. Trauen Sie sich, geben Sie die Kontrolle ab, lassen Sie zu, dass vielleicht einmal in einer Psychotherapiestunde „nichts passiert“, nichts zum vordergründig Besseren, das heißt in Richtung „mehr Anpassung“ gewendet wird.

Wie Sie mit den oft fordernden Eltern umgehen können, wird im folgenden Abschnitt thematisiert.

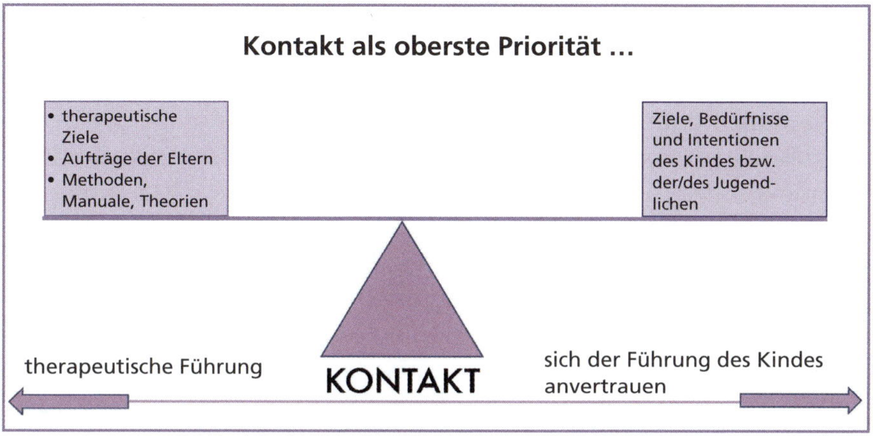

Abb. 33: Kontakt als oberste Priorität. Die Balance der dargestellten Waage ist erforderlich, um jenen Kontakt herzustellen, der die therapeutische Beziehung festigt und Ausgangspunkt und Basis für eine Vielzahl von Interventionen ist.

12.2 Unterschiedliche Aufträge in Balance

In der psychotherapeutischen Arbeit mit Kindern und Jugendlichen haben wir es mit einer besonderen Konstellation zu tun: Neben den Aufträgen und Zielen der Patient:innen gibt es auch jene der Eltern und es gibt

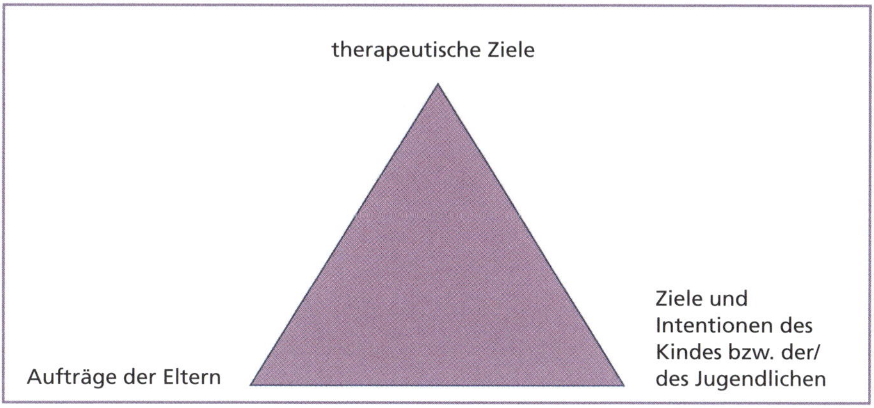

Abb. 34: Unterschiedliche Aufträge in Balance

Ziele, die Sie selbst als Psychotherapeut:in aufgrund Ihrer therapeutischen Expertise für den jeweiligen Fall sehen.

Abbildung 34 verdeutlicht ein Idealbild, das als anzustrebendes Ziel gilt und nicht immer ganz einfach zu verwirklichen ist.

Viele Eltern finden es notwendig, vor einer Psychotherapiestunde anzurufen oder zu mailen, um durchzugeben, was ihrer Meinung nach besprochen gehört. Am anderen Ende dieses Kontinuums stehen Psychotherapeut:innen, die die Informationen der Eltern gänzlich vernachlässigen und zu wenig wahrnehmen. Auch vernachlässigen viele Psychotherapeut:innen, Eltern immer wieder Informationen zu geben. Unter Berufung auf die Schweigepflicht bilden sie eine Allianz mit ihren Patient:innen und grenzen die Eltern aus.

Dass das gleichseitige Dreieck aus der Balance gerät, ist meist daran zu merken, dass der jeweils nicht anwesenden dritten Partei „die Schuld" zugeschoben wird. In der Psychotherapiestunde mit Kindern/Jugendlichen sind das die Eltern, zuhause sind es die Psychotherapeut:innen, bei denen „nichts weitergeht", und im Gespräch zwischen Eltern und Psychotherapeut:in wird dann das Kind problematisiert.

Im Fall einer Allianzbildung zwischen Psychotherapeut:in und Patient:in passiert es fast immer, dass das System „zurückschlägt". Irgendwann reißt den Eltern der Geduldsfaden, es gibt ein mehr oder weniger „klärendes Gespräch" mit ihren Kindern/Jugendlichen und nun sind auf einmal die Psychotherapeut:innen „an allem schuld". Nicht selten kommt es daraufhin zu Therapieabbrüchen.

Natürlich ist es nicht immer einfach zu wissen, wer wann welche Informationen braucht. Die Schweigepflicht ist außerdem unabdingbar.

Fallbeispiel: Wie Allianzbildungen den psychotherapeutischen Prozess blockieren

Eine 15-jährige Schülerin erzählte ihrer Psychotherapeutin, dass sie in der Schule gemobbt wird. Die konkreten Schilderungen des Mobbings bestätigten, dass es sich um übergriffiges und aggressives Verhalten einer Schulkollegin handelte. Die Psychotherapeutin erkundigte sich, ob die Eltern Bescheid wüssten. Ja, so die Jugendliche, aber die würden nichts unternehmen, denn die „Mobberin" sei die Tochter einer Freundin der Mutter.

Dieses Verhalten empörte die Psychotherapeutin, die sich eindrucksvoll schildern ließ, wie sehr die Eltern die Kommunikationsversuche der Tochter ignorierten. Und hier müssten nun alle Alarmglocken schrillen, denn genau hier verschiebt sich das gleichseitige Dreieck aus Abbildung 34 (Seite 123) aufgrund der Allianzbildung zwischen Psychotherapeutin und Patientin. Durch die nicht hinterfragte Schilderung des Verhaltens der Eltern zementierten Psychotherapeutin und Jugendliche deren Opferstatus.

Sachse beschreibt sehr eindrücklich die Forderung, sich niemals mit Patient:innen gegenüber Dritten zu solidarisieren (Sachse, 2019). Tatsächlich ist das wohl einer der schwierigsten Aspekte in Psychotherapien, aber besonders in Psychotherapien mit Kindern und Jugendlichen.

Am obigen Beispiel wird ersichtlich, dass mit der Solidarisierung gegenüber Dritten, in diesem Fall den zu wenig empathisch und unterstützend agierenden Eltern, eine Reihe von Entwicklungs- und Handlungsmöglichkeiten wegfallen. Wenn die Schuld und damit die Verantwortung für das aktuelle Geschehen an einen außenstehenden Dritten delegiert wird, kommt der psychotherapeutische Prozess zum Erliegen.

Die Erweiterung von Entwicklungs- und Handlungsmöglichkeiten ist immer eines der zentralen Ziele der Psychotherapie. Die jugendliche Patientin aus unserem Fall fand in der von ihr beschriebenen mangelnden Unterstützung der Eltern einen weiteren Grund, der sie daran hinderte, an sich selbst zu arbeiten und entsprechend zu lernen, sich gegen das Mobbing zur Wehr zu setzen.

Tatsächlich müsste die Psychotherapeutin an dieser Stelle die Jugendliche bitten, Rücksprache mit den Eltern halten zu dürfen – gerne in ihrer Anwesenheit, aber auch gerne ohne ihre Anwesenheit. Die Psychotherapeutin wahrt weiterhin ihre Schweigepflicht, denn es wird von der Patientin explizit die Erlaubnis eingeholt, die Wahrnehmung der Eltern bezüglich des Mobbings in der Schule zu erfragen. Wiederum wird explizit die Erlaubnis eingeholt, falls es hierzu keine Wahrnehmungen gibt, dieses Thema mit den Eltern aufzugreifen. Jugendliche, die aus verschiedensten Gründen nicht selbst an solchen Gesprächen teilnehmen wollen (wobei darauf hingearbeitet werden sollte, unter welchen Bedingungen eine Teilnahme infrage kommt), bekommen sehr genaue Informationen, wie dieses Gespräch gelaufen ist.

Die Eltern werden also zu Gesprächsbeginn informiert, dass ihre Tochter bzw. ihr Sohn alles, was heute besprochen wird, erfährt. Umgekehrt ist das nicht der Fall. Es werden Themen aufgegriffen, bei denen ein mangelnder Informationsaustausch der Wirksamkeit der Psychotherapie schaden könnte. Nicht nur wenn es um Mobbing geht, ist ein Informationsaustausch von großer Bedeutung, damit alle Beteiligten an einem Strang ziehen können. Spaltende Informationen müssen erkannt und bearbeitet werden.

Im beschriebenen Fall kam es zunächst zu keiner Unterredung mit den Eltern und auch zu keiner Veränderung des Mobbings, jedoch hat sich die Haltung der Eltern gegenüber der Psychotherapeutin geändert. Sie forderten nach einiger Zeit ein Gespräch und äußerten ihr starkes Misstrauen darüber, „was eigentlich genau in der Psychotherapie passiert". Erst eine klärende Unterredung aller Beteiligten ermöglichte eine Bearbeitung des Mobbings und einen Fortschritt der Psychotherapie.

12.3 Zur Schweigepflicht zwischen Psychotherapeut:innen, Eltern und minderjährigen Patient:innen

Mit zunehmendem Alter der Patient:innen verschiebt sich das Maß an auszutauschenden Informationen in Richtung null. Manchmal verweigern Jugendliche jeglichen Austausch. Dies sollte zu einem zentralen Thema in der Psychotherapie werden.

Es ist schlichtweg nicht möglich, Eltern komplett draußenzuhalten (auch abseits der Themen Fremd- und Selbstgefährdung) – so müssen die Eltern z. B. informiert werden können, wenn Jugendliche Termine nicht wahrnehmen. Spätestens mit Rechnungslegung wird die Anzahl der Psychotherapiestunden ohnehin ersichtlich.

Wichtig ist, dass eine solche Information auf neutrale und sachliche Weise passiert, ohne sich mit der elterlichen Bezugsperson auf Spekulationen oder einen unzulässigen Informationsaustausch einzulassen. Diese Vorgangsweise im Umgang mit der Schweigepflicht wird vor Aufnahme der Psychotherapie mit allen Beteiligten besprochen.

Im Allgemeinen lohnt es sich, mit den Jugendlichen zu thematisieren, warum sie nicht möchten, dass zentrale Bezugspersonen einbezogen werden, wenn es ihnen sehr schlecht geht. Besonders im Fall von selbstverletzendem oder parasuizidalem Verhalten ist es in der ambulanten

Psychotherapie sehr sinnvoll, hilfreiche Bezugspersonen aus dem tatsächlichen Umfeld miteinbeziehen zu können, mit denen auch ein unaufgeregter und unterstützender Umgang mit dem jeweiligen Verhalten der Patient:innen erarbeitet wird.

Die Psychotherapeut:innen verdeutlichen ihre Position dann wie folgt:

„Ich würde das hier auch bei Erwachsenen tun. Mir ist nicht wohl, wenn ich sehe, dass es dir sehr schlecht geht und niemand außer mir das wissen soll. Ich möchte, dass dir mehrere Personen helfen, das, was momentan Sache ist, zu tragen bzw. auch zu ertragen. Kannst du mir sagen, ob es jemanden gibt, der genauer Bescheid wissen darf, oder auch warum du das nicht möchtest?"

Umgekehrt liegt bei selbstverletzendem Verhalten nicht immer eine profunde Selbstgefährdung vor bzw. ist es oft auch notwendig, die Privatsphäre der Jugendlichen zu schützen, vor allem dann, wenn die Autonomie im Elternhaus stark eingeschränkt wird.

Es kann sein, dass Autonomie und Geheimnisse haben zu können bzw. etwas zu tun, wovon man weiß, dass die Eltern es nicht wollen, für die Jugendlichen wichtige Entwicklungsschritte in Richtung Autonomie darstellen – und sie noch keine passenderen Wege gefunden haben, abgrenzendes Verhalten zu ihren Eltern umzusetzen. Erst wenn die Jugendlichen mehr Autonomie und innere Freiheit gewinnen, können sie das selbstverletzende Verhalten abstellen.

Offensichtlich ist die Lage also komplex. Das gleichseitige Dreieck verdeutlicht, dass wir im Falle der Psychotherapie mit Kindern und Jugendlichen immer auch mit den Eltern umgehen können sollten – und zwar selbst dann, wenn wir den Jugendlichen verdeutlichen, dass die Eltern Doppelbotschaften senden, sich unfair verhalten oder aufgrund von Persönlichkeitsakzentuierungen oder Persönlichkeitsstörungen fast ausschließlich sich selbst im Fokus haben. Es ist möglich, Jugendliche von ihren Eltern zu distanzieren und dennoch im Blick zu behalten, dass Eltern immer „ihr Bestes geben". Das mag wenig sein, aber dieser Satz hilft, den Respekt auch vor dysfunktional agierenden Eltern zu behalten. Und Respekt begünstigt emotionale Distanz (siehe Kapitel 12.4).

12.4 Hilfreiche Sätze im Umgang mit Eltern

„Die Eltern geben immer alles!"

Dieser Satz ist wohl systemischen Ausbildungsinhalten zuzuschreiben. Zunächst bewirkt er bei vielen Ausbildungskandidat:innen deutlichen Widerstand. Zu oft scheint das sichtbare Ergebnis dessen, was die Eltern geben oder geben konnten, dem Satz zu widersprechen.

Tatsächlich entspricht der Output in der Eltern-Kind-Interaktion oft nicht der Intention. Aber das passiert ja nicht nur zwischen Eltern und Kindern. Familien sind eine hoch komplexe Angelegenheit und die „blinden Flecken" der Eltern, die diese oft schon von ihren eigenen Eltern geerbt haben, besitzen großes destruktives Potenzial.

Mit „blinden Flecken" sind Bereiche der Persönlichkeit gemeint, die einer verzerrten Selbstwahrnehmung unterliegen. Zum Beispiel fordern Väter häufig immer noch rigide Autorität ein, weil sie dieses Verhalten selbst so erlebt haben und das „Gefühl" haben, damit das Richtige zu tun. Oder Eltern sind die eigene Grenzenlosigkeit und emotionale Bedürftigkeit nicht bewusst, weshalb sie die Bedürfnisse ihres Kindes übererfüllen. Auch Überbehütung ist oft im Spiel, wenn es darum geht, dass bei Kindern nicht das ankommt, was Eltern eigentlich wollen.

Aber das widerspricht nicht der Intention der Eltern, bei ihren Kindern „ihr Bestes" zu geben – ganz im Gegenteil, es sind oft gerade Eltern, die sich sehr anstrengen und unbedingt das Beste für ihr Kind wollen, die für Probleme in der Persönlichkeitsentwicklung ihres Kindes sorgen.

So gesehen, stimmt obiger Satz. Er hilft, den Respekt den Eltern gegenüber zu wahren. Respekt begünstigt emotionale Distanz, und emotionale Distanz ermöglicht die Verwirklichung des oben beschriebenen ausbalancierten Dreiecks.

„Kinder kooperieren immer"

Dieser Satz von Graf und Seide (2016) nimmt darauf Bezug, dass Kinder (gemeint ist die Altersgruppe bis etwa 10 Jahre) grundsätzlich kooperieren wollen, und wenn sie es nicht tun, liegt das an einem dieser drei Gründe:

- Hunger,
- Müdigkeit,
- das Kooperationspotenzial ist im Moment erschöpft.

Letzteres kann aufgrund der beiden erstgenannten Gründe der Fall sein, aber auch weil an diesem Tag bereits viel Kooperation gefordert war, etwa an einem anstrengenden Schultag.

Für Eltern kann es sehr hilfreich sein, wenn sie sich das Verhalten ihrer Kinder auf diese Art erklären können. Sehr oft besteht Ihre Aufgabe als Psychotherapeut:in darin, den Eltern das Kind und sein Verhalten auf eine Art und Weise zu erklären, die sie erleichtert. Eltern von Kindern mit psychischen Krankheiten haben meistens Schuldgefühle (die zwar sehr belastend sind, aber selten etwas zum Besseren verändern) oder aber auch beträchtliche Aggressionen, etwa im Fall von ADHS, bei Schulverweigerung etc.

Gerade bei Schulverweigerung sind die kooperativen Anteile in den Kindern und Jugendlichen nicht mehr sichtbar. Eine Negativspirale setzt sich in Gang, denn es entstehen negative Bewertungen, die das maladaptive Verhalten bei den Kindern und Jugendlichen noch verstärken (und zwar in Form von negativer Aufmerksamkeit).

Wenn Sie Eltern das Verhalten ihres Kindes erklären können, dann stoppt dies die negative Spirale. Kinder, die von ihren Eltern in einem positiven Licht gesehen werden, entwickeln sich eher in Richtung adaptiver Verhaltensweisen. Kinder, denen negative Motive und charakterliche Schlechtigkeiten unterstellt werden, beginnen oft zu glauben, was ihre Eltern ihnen über sie selbst erzählen, und entwickeln sich in Richtung maladaptiver Verhaltensweisen.

„Familien sind nicht ideal!“

Viele Eltern von Kindern und Jugendlichen „mit Problemen“ hadern mit dem Umstand, dass „alle anderen“ diese heile Welt haben, wo am Abend in fröhlicher Runde gemeinsam gegessen wird und am Wochenende die verschiedenen Bedürfnisse der Familienmitglieder bei einer gemeinsamen Wanderung in den Bergen aufgegriffen werden, von der man ebenso erschöpft wie froh zurückkehrt.

Ich erkläre Familien manchmal wenig optimistisch, dass es nichts gibt, was auf so viele verschiedene Arten und Weisen „schief gehen kann“ wie eine Familie – und dass es umgekehrt keine Rolle spielt, wie viel schief gegangen ist, weil jede Familie über die erstaunliche Fähigkeit verfügt, trotz verschiedenster Widrigkeiten schöne gemeinsame Momente zu erleben.

Familie ist aber ein Ideal, und die Vorstellungen, wie sie auszusehen hat, reichen tief in die Werte unserer Gesellschaft und in die vorangegangenen Generationen hinein. Viele Eltern spielen ihren Kindern gegenüber Rollen, weil sie denken, das müsste so sein. Damit verbunden sind bestimmte Prinzipien und Vorstellungen darüber, wie sich Eltern und Kinder zueinander verhalten sollten. Prinzipien wiederum basieren auf Werten, wobei viele dieser Werte wenig bewusst sind und die darauf fußenden Prinzipien oft entsprechend starr.

Neben der Starrheit und Rigidität ist ein weiteres Problem der rollenspielenden Eltern die mangelnde Authentizität. Viele Eltern versuchen, negative Gefühle vor ihren Kindern zu verbergen: „Ich will sie/ihn nicht unnötig belasten, sie/er soll nicht merken, wie traurig/ärgerlich/wütend/ängstlich/... ich bin!“ Tatsächlich gelingt es kaum, Gefühle vor anderen zu verbergen, und Kinder und Jugendliche sind gerade in Bezug auf die Gefühle der Eltern sehr aufnahmefähig. Daher entsteht in ihnen Verwirrung, wenn vorgegeben wird, alles sei in Ordnung, und das aber offensichtlich nicht der Fall ist. Diese Verwirrung wirkt sich belastend aus und vor allem schadet sie der Beziehung zwischen Eltern und Kind.

Das entscheidende Missverständnis ist, dass Kinder und Jugendliche nicht dazu da sind, die Gefühle der Eltern zu betreuen, zu lösen etc. Genauso können Eltern nicht die Gefühle der Kinder „wegmachen“ (obwohl das viele versuchen, oft bereits im Vorhinein). Aber ein kompetenter Umgang mit negativen Gefühlen kann nur gelernt werden, wenn dies bei den Eltern beobachtbar ist. Und „so tun, als ob nichts wäre“ ist nur eine Option von vielen, und nicht unbedingt die kompetenteste.

Familien sind *nicht* ideal. Eine Familie ist eine Ansammlung verschiedener Menschen, die jeweils unterschiedliche Bedürfnisse haben. Je mehr Menschen, desto komplexer wird die Lage. Es ist naiv anzunehmen, die Bedürfnisse von vier unterschiedlichen Menschen ließen sich so einfach „unter einen Hut“ bringen. Bedürfnisse müssen nicht immer erfüllt werden, aber es sollte in jeder Familie Platz sein, sie zu äußern, zu spüren und gegebenenfalls auch den Frust zu äußern, den die Nichterfüllung von Bedürfnissen mit sich bringt.

12.5 Verantwortung für die Beziehungsgestaltung

Es sind immer (!) die Eltern für die Beziehungsgestaltung zwischen Eltern und Kind verantwortlich, so wie grundsätzlich die Verantwortung für die Beziehungsgestaltung zu Minderjährigen bei den Erwachsenen liegt.

Natürlich gestalten Kinder und Jugendliche die Beziehung zu ihren Eltern stark mit. Aber sie haben weder das Wissen noch die persönlichen Kompetenzen, bei Schwierigkeiten „den Faden wieder aufzunehmen" oder „die Dinge ins Lot zu bringen". Sowohl die emotionale als auch die allgemeine Abhängigkeit von den Eltern macht es Kindern und Jugendlichen im Heranwachsen unmöglich, die Verantwortung für die Beziehungsgestaltung zu übernehmen. Kinder und Jugendliche, die das dennoch tun, übernehmen elterliche Bedürfnisse und Aufträge, die nicht in ihrer Verantwortung liegen können, und kämpfen daher mit Parentifizierung.

Auch wenn sich die Eltern also noch so sehr ärgern, es liegt immer an ihnen, einen Weg zurück zu finden und den Kontakt zu Kindern und Jugendlichen positiv zu gestalten. Das heißt nicht, dass sie nicht verärgert, gekränkt, überfordert, wütend etc. sein dürfen. Aber sie können sich nicht aus der Verantwortung stehlen, wie das manche Eltern gerne tun würden, wenn sie nicht mehr weiterwissen. Hierzu sei auf die Position von „Stärke statt Macht" (Omer & von Schlippe, 2016) verwiesen.

Nicht selten formulieren Eltern angesichts einer Essstörung, einer Störung des Sozialverhaltens oder Ähnlichem schwere Vorwürfe, wie z. B. „Du zerstörst mein Leben!" Wie oben beschrieben, setzt das eine negative Spirale in Gang. Die meisten Minderjährigen reagieren darauf mit Beziehungstests an die Eltern, in der Art von: „Liebst du mich nur, wenn ich gesund bin?" Sie zeigen also „mehr" statt weniger Symptome – genau das, was die Eltern in deren eigener Haltung als Opfer der psychischen Problematik verstärkt. Minderjährige mit massiven psychischen Problemen fühlen sich angesichts dieser Sichtweise in einem extremen Ausmaß alleingelassen.

12.6 Kreative Methoden als Bindeglied zwischen den unterschiedlichen Aufträgen in der Psychotherapie

Mittels kreativer Methoden können wir uns gut zwischen den Zielen von Kindern und Jugendlichen und jenen der Erwachsenenebene bewegen. Kreative Methoden greifen gleichzeitig Ziele und Intentionen der Patient:innen auf. Daher können sie von kreativ handelnden Psychotherapeut:innen für die Verwirklichung von psychotherapeutischen Zielen – und im Optimalfall auch in weiterer Folge für die Verwirklichung von elterlichen Aufträgen – genutzt werden.

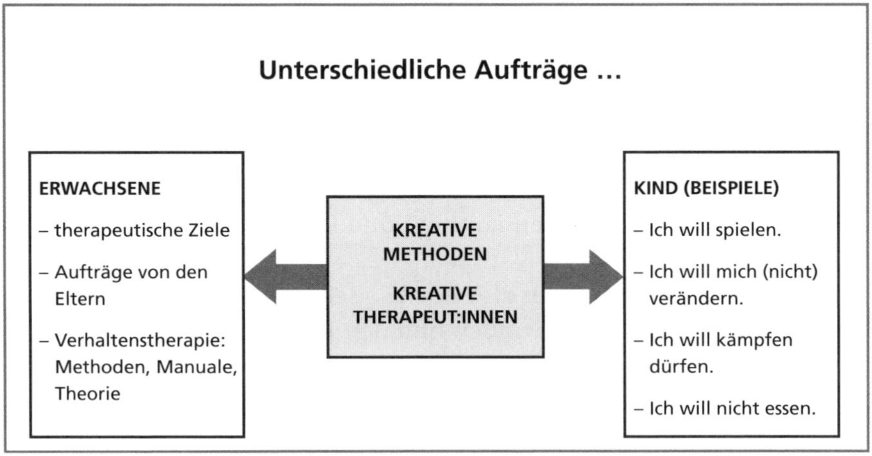

Abb. 35: Unterschiedliche Aufträge und kreative Methoden als Bindeglied. Kinder und Jugendliche wollen oft Dinge, die den elterlichen Aufträgen und auch den therapeutischen Zielen widersprechen.

12.7 Fragen des Settings

Segellehrer:innen werden oft gefragt, wann der beste Zeitpunkt sei, zu reffen bzw. ein Reff einzubinden (also die Segelfläche aufgrund aufkommenden Windes zu reduzieren). Die schlaueste und kürzeste Antwort, die mir darauf zu Ohren gekommen ist, lautete: „Wenn Sie daran denken!“

Bei Fragen des Settings ist es wichtig, offen für alle denkbaren Varianten zu sein. Das heißt, angehende Psychotherapeut:innen sollten sich zutrauen, auch die gesamte Familie zu mehreren Terminen einzuladen oder zwischen verschiedenen Kombinationen zu variieren. Fehlen Ihnen Informationen, was die Eltern als Paar betrifft, so laden Sie die Eltern als Paar ein. Ist Ihnen die Beziehung der Tochter zu Ihrem Vater unklar, so laden Sie genau diese Kombination an Familienmitgliedern zu sich in die Stunde ein – und zwar genau dann, wenn Sie daran denken.

Sie müssen dies nicht unbedingt gegenüber der Familie begründen. Der größte Bedarf an Absprache besteht ohnehin mit Ihren kindlichen oder jugendlichen Patient:innen selbst.

Der Vorteil unterschiedlicher Settings liegt im besseren Informationsfluss zwischen Eltern, Psychotherapeut:innen und Patient:innen. Wenn Kinder in Psychotherapie kommen, gestalten Sie die erste Stunde gewöhnlich in Anwesenheit eines Elternteils. Wenn aber Eltern sagen, sie würden gerne für die erste Stunde allein kommen, weil sie dann freier sprechen können und ihnen schon so viel auf der Seele lastet, ist das selbstverständlich möglich (sofern es sich nicht um Jugendliche handelt, die sich dadurch zu Recht ausgegrenzt fühlen würden). Dann kommen die Eltern zunächst allein und die zweite Stunde wird gemeinsam mit den Eltern und den Patient:innen gestaltet. In dieser zweiten Stunde wird auch klar gemacht, welche Informationen bereits geflossen sind.

Je nach Fall geht es dann in unterschiedlichen Konstellationen weiter. Wenn Sie allein mit den Kindern/Jugendlichen weiterarbeiten, vereinbaren Sie am besten schon in der ersten Stunde, dass Sie sich nach fünf oder zehn Stunden erneut zusammensetzen werden. Auch dies kann im Beisein der Kinder/Jugendlichen erfolgen oder ohne sie. Die Schweigepflicht wird ebenfalls in der ersten Stunde thematisiert. Den Eltern muss klar sein, dass alle Informationen, die sie in außertourlichen E-Mails oder Telefonanrufen geben, den Patient:innen übermittelt werden. Den Patient:innen muss klar sein, dass keine Geheimnisse weitergegeben werden, wohl aber Selbst- und Fremdgefährdung und auch organisatorische Inhalte, die keine Geheimnisse sind, z. B. versäumte Psychotherapiestunden.

Obwohl eine Verhaltenstherapie oft hauptsächlich im Einzelsetting stattfindet, werden immer wieder Stunden mit den Eltern zwischengeschaltet. Sie dienen dem Einholen einer Außenperspektive. In diesen Stunden fragen Sie als Psychotherapeut:in die Eltern, wie die Dinge aus deren Sicht derzeit stehen. Gegenstand dieser Besprechungen ist der Umgang der Eltern mit den Patient:innen und nicht etwa Inhalte, die die

Patient:innen in der Stunde erzählen. Die meisten Eltern haben viele Fragen, aber nicht, weil sie Geheimnisse wissen wollen, sondern es sind Fragen zur psychischen Problematik im Allgemeinen (wie etwa über die Entstehung und Aufrechterhaltung der Symptomatik).

Trauen Sie sich: Laden Sie Eltern ein, laden Sie Familien ein, besprechen Sie zuvor mit Ihren Patient:innen, was in diesen Gesprächen geschehen wird, soll oder kann, und nutzen Sie die dabei entstandenen Informationen für die Nachbesprechung und Nachbearbeitung mit Ihren Patient:innen.

13 Gezielter Einsatz kreativer Methoden

13.1 Welche Methoden für welche Verhaltensweisen

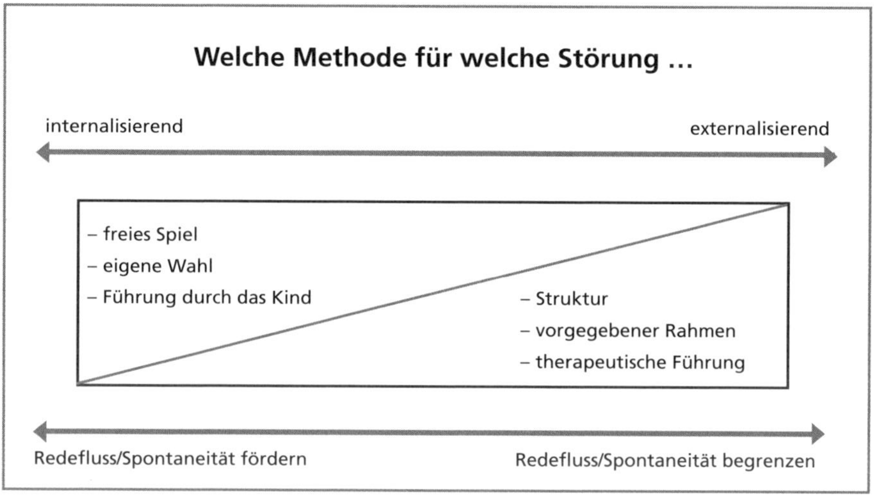

Abb. 36: Strukturierung der Methodenauswahl anhand der Unterscheidung von internalisierenden und externalisierenden maladaptiven Verhaltensweisen, wie sie die CBCL/6-18R (Döpfner et al., 2014) vornimmt

In Abbildung 36 werden kreative Methoden stark vereinfacht anhand des Ausmaßes und der Charakteristik der gezeigten Symptomatik auf der Verhaltensebene auf einem Kontinuum von internalisierenden zu externalisierenden Verhaltensweisen angeordnet.

Mit einer solchen störungsübergreifenden Sichtweise gelingt es, abseits der gezeigten psychischen Symptomatik einen Blick auf die sich entwickelnde Persönlichkeit der Patient:innen zu werfen. Dabei lassen sich psychische Störungen nicht eindeutig zuordnen. Eine Depression kann sich bei Kindern sowohl mittels stark internalisierender als auch stark externalisierender Verhaltensweisen äußern.

Patient:innen mit stark internalisierenden Verhaltensweisen, also Ängstlichkeit, sozialem Rückzug, Verhaltenshemmung, Schüchternheit, zeigen oft ein hohes Maß an Anpassung. Sie haben Schwierigkeiten, sich selbst wahrzunehmen, sowohl was ihre Emotionen als auch Bedürfnisse oder Motive betrifft. Selbstzweifel oder negative Gedanken über sich selbst sind oft in großem Ausmaß vorhanden, allerdings wird versucht, alles mit sich selbst auszumachen und die Schwierigkeiten nicht nach außen dringen zu lassen.

Patient:innen mit stark externalisierenden Verhaltensweisen, wie Wutanfällen, Aggression, auch dissozialen Verhaltensweisen und anderen Auffälligkeiten, haben vielleicht ähnliche Schwierigkeiten, wenn es darum geht, eigene Emotionen und/oder Bedürfnisse differenziert wahrzunehmen. Im Unterschied zu Kindern und Jugendlichen mit eher internalem Stil zeigen diese Patient:innen ihre Schwierigkeiten nach außen. Dabei ist nicht immer offensichtlich, was sich hinter aggressivem, dissozialem o. ä. Verhalten tatsächlich verbirgt. Gesucht werden Personen und Umstände, die verantwortlich gemacht werden können. Erzählt werden viele „Opfer der Umstände"-Geschichten, die sie persönlich der Verantwortung entheben. Manche dieser Patient:innen fühlen vor allem Wut und Ärger bei Abwesenheit von anderen Gefühlen.

Personen mit stark externalisierendem Stil reden oft sehr viel, ohne dabei auch viel zu sagen. Personen mit stark internalisierendem Stil sagen wenig und ringen oft um jedes einzelne Wort. Tatsächlich ist es sinnvoll, Erstere zu begrenzen. Denn hört man ihnen bis zum Ende zu, ist die Stunde vorbei, ohne dass Sie in Ihrer Rolle als Psychotherapeut:in auch nur „einen Fuß auf den Boden bekommen" konnten.

Die Abbildung 36 schlägt vor, Kindern und Jugendlichen mit stark internalisierenden Verhaltensweisen die Gelegenheit zu geben, über freies Spiel und Kontaktspiele auch einmal im Außen zu verarbeiten. Bei Kindern und Jugendlichen, die ohnehin stark externalisierende Verhaltensweisen zeigen, ist es sinnvoll, die Psychotherapie mit viel Struktur zu gestalten. Auch diesen Kindern werden Sie freies Spiel und Kontaktspiele anbieten, allerdings in einem klar begrenzten zeitlichen und räumlichen Rahmen.

13.1.1 Fallbeispiel Trennungsangst

So wurde bei einem achtjährigen Mädchen mit der Diagnose F 93.0 Emotionale Störung mit Trennungsangst und einem klinisch bedeutsamen Ausprägungsgrad von internalisierenden Verhaltensweisen (CBCL/6-18R) gemäß Abbildung 36 ein therapeutischer Schwerpunkt auf freies Spiel gesetzt, nachdem Psychoedukation erfolgt war und ein entsprechender Plan zur Wiederaufnahme der notwendigen Sozialkontakte (Schule, Übernachtungen beim Vater) erstellt wurde.

Nach einigen eher schüchternen Versuchen mit Springbällen, die das Mädchen mit immer mehr Wucht zwischen Boden und Decke hin und her prallen ließ (hier scheint unter anderem das Erleben der eigenen Kraft zu positiven Empfindungen zu führen), kamen die Handpuppen an die Reihe. Auffällig war auch hier ein Spiel mit sehr aggressiven Inhalten. Die Psychotherapeutin wurde nicht in das Spiel eingebunden, in dem sich die Tiere gegenseitig verletzten, auffraßen, umbrachten. Es war seltsam, das achtjährige Mädchen, das sehr süß und unschuldig aussah, bei diesen Spielen zu beobachten.

In dieser Zeit klappten die mit den Eltern vereinbarten Konfrontationsübungen (z.B. im eigenen Bett einschlafen) nur bedingt. In einer Spielsituation mit einem Puppenhaus verlor die Patientin komplett die Distanz zum bedrohlichen Gefühl der Trennungsangst. Ihr Spiel verlor seinen Als-ob-Charakter, und das bedrohliche Gefühl, die Trennung von der Mutter auf keinen Fall ertragen zu können, nahm überhand. Es war in diesem Moment nicht möglich, die Patientin in einem Modus anzusprechen, der sowohl den Als-ob-Charakter des Spiels wiederherstellen als auch mit dem verängstigten Modus Kontakt aufnehmen konnte. Ähnliches passierte in einem Elterngespräch in Anwesenheit beider Eltern, die darauf ebenfalls mit großer Sorge reagierten.

Emotionale Distanzierung war in beiden Momenten nur durch Ablenkung zu erreichen. Im weiteren Verlauf wurde in den Psychotherapiestunden zunächst die vergangene Woche besprochen, was an Konfrontationen geschafft wurde, was nicht, warum nicht, dann ein paar soziale Situationen aus der Schule. Danach kam die Zeit, die die Patientin mit freiem Spiel verbringen durfte. Dieses bekam eine immer aggressivere Färbung: So stellte sie alle Menschenpuppen aus dem Puppenhaus auf ein Sideboard, um sie dann mit großem Eifer und Ernst abzuschießen. Das Spiel hatte nichts Lustiges, eher den Charakter einer Hinrichtung, wurde aber mit großer Hingabe und Befriedigung gespielt. Als ob dies die Form von Selbstwirksamkeit sei, die die Patientin bisher vermisst hatte.

In dieser Zeit gelangen die ersten wirklich allein verbrachten Nächte, zunächst noch im Haushalt der Mutter, danach auch im Haushalt des Vaters.

Parallel wurde mit den Eltern gemeinsam und auch mit beiden Elternteilen getrennt gearbeitet. Auffällig war eine unzureichende Nähe-Distanz-Gestaltung durch die Mutter, die sehr viel in der Familie übernahm und schlecht auf die eigenen Grenzen achten konnte.

Das freie Spiel bei Kindern mit Trennungsängsten zeigt immer wieder das Vorhandensein von starken Aggressionen. Eine Interpretation könnte sein, dass das Aufhalten der wichtigen Entwicklungsschritte in Richtung Autonomie große innere Anspannung erzeugt. Auch könnten generell unterdrückte Aggressionen in der Familie eine Rolle spielen. Auffallend sind bei den Patient:innen ein hohes Anpassungsvermögen und eine starke Außenorientierung (Leistung erbringen wollen, gefallen wollen, mit niemandem Konflikte haben wollen).

13.1.2 Wahl der Spielkategorie bei Patient:innen mit Überbetonung internalisierender Verhaltensweisen

Bei Kindern und Jugendlichen mit internalisierender Struktur gilt es, Raum zu schaffen für Selbstäußerungen jeglicher Art. Sollten diese verbal nicht in Reichweite sein, dann kann dies über Bilder, geschriebene Worte etc. erfolgen. Die Psychotherapeut:innen verwirklichen hier ein freundliches Schweigen und Warten, jedoch mit entsprechender Hilfestellung zu Selbstäußerungen der Patient:innen. Vermeiden Sie jede Form von Suggestion oder Beeinflussung. Bieten Sie Kindern an, den Raum zu erforschen. Es gibt tatsächlich Kinder, die es erst nach mehrmaliger Aufforderung wagen, sich zu bewegen. Dann stehen sie auf, öffnen schüchtern eine Schublade, in die sie nur halb hineinschauen, und setzen sich wieder hin. Mit diesen Patient:innen gehen Sie gemeinsam auf die Suche nach deren Innenwelt: mit Geduld und Aufmerksamkeit.

Tatsächlich hilft bei den Patient:innen mit „Verhaltenshemmung“ (Cloninger, in Fiedler & Herpertz, 2022) oder emotionaler Gehemmtheit das Lernen am Modell. Als Therapeut:in kann man vormachen, was alles möglich ist. Sie nehmen also drei Kisten, von denen Sie denken, der Inhalt könnte von Interesse für das Kind sein, und leeren den Inhalt auf den

Boden aus. Oder Sie sprechen über verschiedene Situationen modellhaft, bieten verschiedene Interpretationen an, ohne sich dabei festzulegen:

„Ich sehe, dass es schwierig für dich ist, etwas zu sagen. Es gibt mehrere Möglichkeiten, was du gedacht und gefühlt haben könntest. Zum Beispiel könnte bei dir Wut aufgekommen sein und du hast gedacht, mit der … rede ich nie wieder ein Wort. Es könnte aber auch sein, dass du gedacht hast, ich bin selbst an allem schuld. Immer mache ich alles falsch, ich hätte niemals die Hausaufgabe vergessen dürfen …"

Natürlich beinhalten diese Vorstellungen auch konkrete Inhalte, aber durch die verschiedenen Angebote sollen Suggestionen weitgehend vermieden werden.

Ein solches Therapeut:innenverhalten bietet sich besonders an, wenn introvertierte Patient:innen sich in einer akuten Krise befinden. Oft sitzen sie dann da und zucken nur mehr mit den Achseln. Hier kann entgegen dem Sprichwort tatsächlich Reden Gold sein und Schweigen Silber. Erzählen Sie Ihren Patient:innen, was Ihrer Auffassung nach in ihnen los ist. Übernehmen Sie durchaus auch den gesamten Dialog (also immer auch gleich die Ideen der Therapeut:innen).

Beobachten Sie, ob sich bei Ihrem Gegenüber die Mimik verändert oder ob Sie irgendwelche Anzeichen von Resonanz finden. Wenn ja, dann sind Sie auf dem richtigen Weg. Wenn nein, dann hören Sie auf und ändern Sie Ihre Taktik oder überprüfen Sie Ihre Hypothesen.

Bei Jugendlichen gestaltet sich die oft notwendige Identitätssuche über ein „Abgrasen" verschiedener Lebensbereiche, z. B.:

„Welche Kleidung gefällt dir? Wenn du es nicht weißt, wie kannst du es herausfinden? Lass uns ein paar Bilder im Internet betrachten. Wie findest du das? Gut? Kannst du sagen, warum?"

Die Hausübungen bestehen dann im Aufsuchen von Modegeschäften und Anprobieren unterschiedlichster Kleidung. Es muss natürlich nicht Kleidung sein, die Wahl kann auch auf Filme, Musik, Freizeitinteressen etc. fallen.

13.1.3 Wahl der Spielkategorie bei Patient:innen mit Überbetonung externalisierender Verhaltensweisen

Kinder mit externalisierender Struktur brauchen Grenzen, und zwar müssen zunächst die Grenzen der Interaktionspartner:innen sichtbar gemacht werden – in der Psychotherapie die Grenzen der Therapeut:innen. Daher wird man diese Patient:innen auffordern mitzumachen, Kooperation zu zeigen. Liegt ein entsprechender Beziehungskredit vor, unterbricht man beispielsweise ihren Redefluss, mit dem freundlichen Hinweis:

> „Diese Geschichte, was deine Mama alles falsch macht, hast du mir nun schon sehr oft erzählt. Es tut mir leid, aber ich kann das nicht ganz glauben. Dass immer die anderen Schuld haben, stimmt genauso wenig wie, dass immer nur ich selbst an etwas schuld bin. Überhaupt möchte ich mich heute einem ganz anderen Thema widmen. Ich habe zwei Sachen für uns vorbereitet. Ich zeige dir nun beide und du darfst dir eine aussuchen!"

Es geht also darum, Kindern und Jugendlichen mit externalisierendem Verhalten Strukturen aufzuzeigen, ihnen aber auch eine Wahl zu lassen. Als Psychotherapeut:in ist es wichtig, darauf zu achten, sich nicht von den Patient:innen mit ihren externalisierenden Verhaltensweisen „an die Leine" nehmen zu lassen, beispielsweise weil man nur noch reagiert und nicht mehr Interventionen setzt.

13.2 Was kann welches Spiel

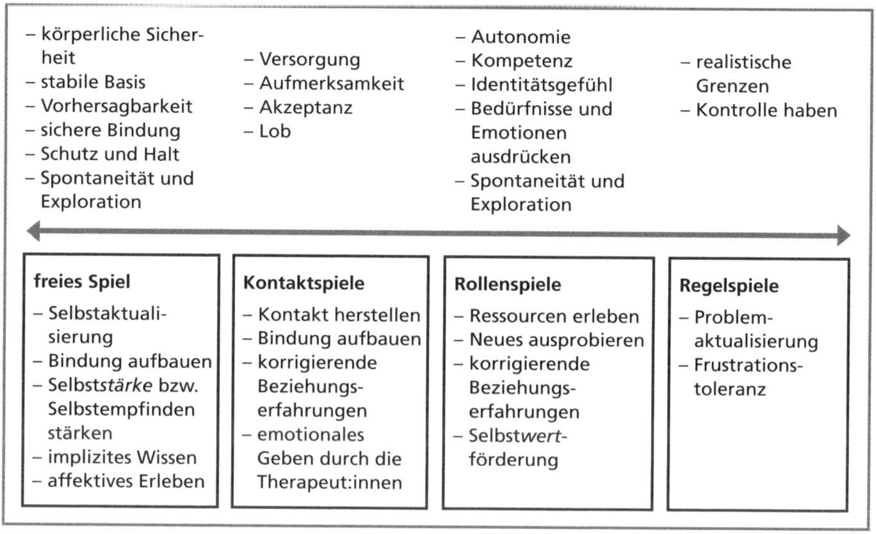

Abb. 37: Spielkategorien im Zusammenhang mit kindlichen Bedürfnissen

Abbildung 37 ordnet kreative Methoden nicht störungsspezifisch oder störungsübergreifend zu, sondern verdeutlicht, was die Methoden der jeweiligen Kategorien können. Im oberen Bereich sind die Grundbedürfnisse der Kindheit und Jugend aufgeschlüsselt, wie beispielsweise Young et al. (2008) sie beschrieben haben. Im Sinne einer komplementären Beziehungsgestaltung können Sie also über die angeführten kreativen Spielkategorien die jeweiligen Bedürfnisse aufgreifen und thematisieren.

Demnach stärkt das **freie Spiel** über Selbstaktualisierung den Selbstwert. Der Selbstwert bzw. das Selbstempfinden und die Selbststärke sollten nicht mit dem allgemein gebräuchlichen Begriff „Selbstvertrauen" verwechselt werden.

So wie freudvolle Erlebnisse mit anderen die Beziehung zu diesen anderen stärken, so stärken freudvolle Erlebnisse mit sich selbst die Beziehung zum eigenen Selbst. Dass jedem Selbst ein Wert inne ist, wird über das freie Spiel erlebbar gemacht: Es ist nicht etwas, das von außen kommt. Ein Mensch, der ganz bei sich ist, wenn er oder sie etwas verrichtet, etwa frei spielt, empfindet Freude und Authentizität.

Menschen mit gutem Selbstwert haben nicht unbedingt ein großartiges Selbstvertrauen (Düssler, 2003). Umgekehrt gibt es Menschen, die über viel Selbstvertrauen verfügen, aber einen niedrigen Selbstwert haben. Das freie Spiel, der Vorgang, zielt auf den Selbstwert ab und über das Erleben dieses Wertes auch darauf, das Vertrauen in sich selbst zu steigern.

Das freie Spiel fördert die Wahrnehmung und Anwendung von implizitem Wissen sowie eigenen Impulsen und Ideen. Da die Psychotherapie hierfür einen Rahmen vorgibt, erleben Kinder und Jugendliche Sicherheit, Schutz und Halt. Diese stabile Basis erlaubt es den Patient:innen, spontan und explorativ zu sein und die eigene Person freudvoll zu erleben. Dieses freudvolle Erleben der eigenen Person verhindert Alienation (Kuhl & Kaschel, 2004), also sich vom eigenen Motivsystem zu entfremden, was bei verschiedenen psychischen Störungen und Persönlichkeitsakzentuierungen bzw. -störungen eine große Rolle spielt. Sich selbst gut zu kennen, zu wissen, was ich will und was ich nicht will, bietet die unabdingbar notwendige Basis für eine gelingende Persönlichkeitsentwicklung.

Die Kategorie der **Kontaktspiele** greift Ideen auf, mit deren Hilfe die Patient:innen ihr Bindungserleben vertiefen und korrigierende Beziehungserfahrungen machen. Über Kontaktspiele können Psychotherapeut:innen ihre Patient:innen auf einer basalen, emotionalen Ebene „füttern" (Sachse, 2019). Fragen Sie Ihre minderjährigen Patient:innen durchaus, in welcher Form Körperkontakt zuhause gelebt wird, ob in der Familie jetzt oder vielleicht in der Vergangenheit spaßhalber gerauft wurde, ob es Kuschelzeiten gibt oder gab und wenn ja, wann diese aufgehört haben etc. Als Psychotherapeut:in werden Sie weder kuscheln noch raufen, aber Sie können eine spielerische Form des Kontakts aufgreifen, die dennoch die notwendige Distanz wahrt bzw. diese vielleicht sogar verdeutlicht.

Die Kinder und Jugendlichen erleben bei Kontaktspielen, dass emotionale Nähe dann gelingt, wenn Grenzen klar sind und verlässlich eingehalten werden. Die Spiele fördern ausgelassenes Verhalten: kichern, lachen, toben, schreien, irre sein, blödeln, danebenhauen und sich wieder einkriegen. Sie dienen den kindlichen Grundbedürfnissen Aufmerksamkeit, Versorgung, Lob und Akzeptanz. Wie auch beim freien Spiel gehen Psychotherapeut:innen dabei sehr auf die Patient:innen ein, ohne jedoch eigene Grenzen und die des psychotherapeutischen Rahmens zu vernachlässigen.

Auf der Basis von Bindung und emotionaler Nähe bzw. einer funktionierenden Nähe-Distanz-Regulierung erfolgt die Anwendung der nächsten Kategorie. **Rollenspiele** bedienen eine große Bandbreite an kindlichen Bedürfnissen, allen voran jene nach Autonomie, Orientierung und Kontrolle. Gemeinsam mit den Patient:innen werden Themen ausgewählt und aufgegriffen, um mit verschiedenen transparent gemachten Methoden bestimmte Ziele zu erreichen. Kinder und Jugendliche erleben, dass sie sich wehren können, wie es geht, konkret zu sagen, was man möchte, und wie man sich durchsetzen kann. Sie probieren gerne auch in „freier Wildbahn" verschiedenste neue Verhaltensweisen aus. Das Spielen von Rollenspielen erhöht bei den Patient:innen die Erwartung an ihre Selbsteffizienz. Eine niedrige Selbsteffizienzerwartung spielt bei vielen psychischen Störungen eine Rolle (Sachse, 2019). Werden ungünstige Erfahrungen korrigiert und die Erwartungen an die Selbsteffizienz erhöht, verbessert dies die Resilienz gegenüber verschiedenen negativen Einflüssen.

Die Kategorie der **Regelspiele** bedient, zumindest vordergründig, die kleinste Bandbreite an Kernbedürfnissen in der Kindheit und Jugend. Aber derartige Spiele bieten den Rahmen, um gezielt eigene Grenzen und die Grenzen anderer zu erleben und damit die Frustrationstoleranz zu trainieren. Vor allem bei Kindern mit ADHS oder mit Störungen des Sozialverhaltens kann durch Regelspiele auf einfachste Weise eine Problemaktualisierung erfolgen. Indem sich die Patient:innen an Grenzen halten, müssen sie die sonst oft sehr fordernd vorgebrachten Wünsche nach Gesamtkontrolle von Situationen aufgeben.

Werden die Spiele geschickt durchgeführt, erleben Kinder, wie lustvoll es sich anfühlen kann, sich in einen bestehenden Rahmen einzufügen. Von den Psychotherapeut:innen ist dabei ein Verhalten gefragt, wie es Trainer:innen für verschiedenste Sportarten zeigen: Sie sollen die Patient:innen fordern, ohne sie jedoch zu überfordern. Unaufgeregte, kurze und prägnante Rückmeldungen zu Grenzüberschreitungen sind gefragt. Das Spielen einfacher Spiele lässt viel Raum, um die emotionalen Vorgänge kurz zu verbalisieren und zu kommentieren. Auf diese Weise werden Kinder und Jugendliche zu verlässlichen Spielpartner:innen, die nicht immer alles bestimmen müssen und mit Rückschlägen umgehen können.

14 Material für die Praxis

Nachfolgend finden Sie eine Aufzählung der Dinge, die in einer psychotherapeutischen Praxis für Kinder und Jugendliche hilfreich sein können:

- Farben: Buntstifte, Filzstifte, Acrylfarben, Wasserfarben, Ölkreiden ...
- Pinsel, Schwämme, Papier in verschiedenen Größen, Leinwände zum Bemalen, Bilderrahmen zum Bemalen, Scheren, Kleber, Zeitschriften ...
- Bälle (verschiedene Arten: weiche, harte, kleine, große, schiefe, runde ...)

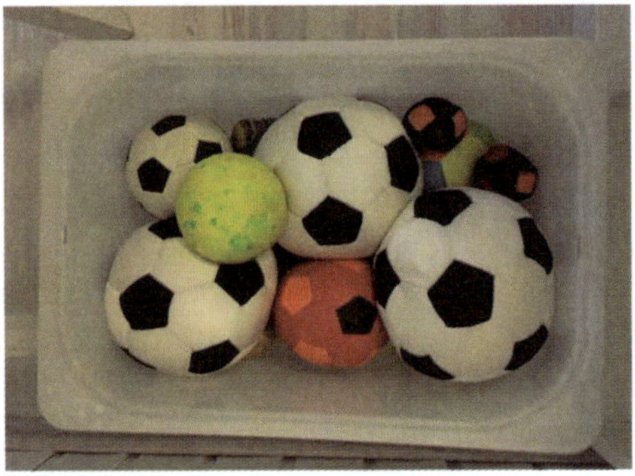

Abb. 38: Kiste mit Bällen in der Praxis

- Bewegungsspiele, Schnüre, Turnmatten, Polster, eventuell Sitzsäcke
- Schwerter aus Schaumstoff o. Ä.
- magische Knete, verschiedenste Trickspiele bzw. Spiele, die überraschend sein können
- Sanduhren in verschiedenen Größen
- Bausteine (große, mittlere, kleine)
- Puppenhaus und Puppenmöbel
- Menschenfiguren
- große Handpuppen (Menschen und Tiere)
- Kiste mit verschiedenen Figuren (z. B. Schleich-Tiere)
- Entspannungstexte, Bücher mit Fantasiereisen
- verschiedene Karten und Kartenspiele (Schemakarten, Graaf, 2016; „Wenn ich ein Bonbon wäre" von Rossa & Rossa, 2017, etc.)

- Regelspiele (siehe Kap. 11.2.3, S 110 ff.)
- elektronisches Tablet und eine Box, um laut Musik zu hören
- Spiegel (Handspiegel, Ganzkörperspiegel)

Psychotherapie als Raum für Möglichkeiten

Gerade in der Arbeit mit Kindern und Jugendlichen ist der Bedarf an Psychotherapie enorm gestiegen. Viele Kolleg:innen sagen, sie möchten nicht mit Kindern arbeiten, weil sie dafür eine besondere Ausstattung brauchen. Das stimmt nur teilweise, und zwar deshalb, weil durchaus auch eine Praxis für Erwachsene diese besondere Ausstattung aufweisen sollte.

Eine Praxis erfordert Platz. Raum für Möglichkeiten. Sie sollte eher eine Werkstätte als ein Repräsentationsraum sein. Sie brauchen Platz zum Liegen, wenn es um Entspannung geht. Sie brauchen Platz, um sich zu bewegen, wenn es darum geht, das psychophysiologische Niveau zu heben. Es ist nicht verboten, während einer Therapiestunde aufzustehen, sich zu bücken, zu dehnen, Raum zu schaffen für vertiefte Bauchatmung o. Ä. Kinder dürfen kleben, schnipseln, kneten, gatschen und matschen – und Erwachsene dürfen das auch.

Möglichkeiten zum Abspielen von Musik (nein, nicht per Handy, sondern in guter Qualität!) sollten ebenso vorhanden sein wie ein Gerät, um kurze Videos anzusehen und sich von Jugendlichen ihre Lieblingsspiele oder ihre Lieblingsmode auf sozialen Medien zeigen zu lassen.

Ich sehe eine psychotherapeutische Praxis als einen Ort, an dem Persönlichkeitsentwicklung in vielen Facetten stattfinden kann.

15 Anhang: Kinder und Jugendliche und ihre Lebenswelten

„So genau will ich das gar nicht wissen!" – Was Zukunftsängste mit der Gegenwart zu tun haben und wie man diesen mit den Mitteln einer modernen Verhaltenstherapie begegnen kann

Anhand der ambulanten Psychotherapie (Fallanalyse) von drei weiblichen Jugendlichen (16–18 Jahre) in den Pandemiejahren 2020 bis 2023, vor dem Hintergrund von Klimakrise und Krieg, soll gezeigt werden, wie die moderne Verhaltenstherapie deren Reaktionen auf chronischen Stress einordnet, maladaptive Bewältigungsversuche aufdeckt und dabei hilft, nicht „mehr desselben" zu erzeugen, sondern konstruktivere Formen der Lebensgestaltung zuzulassen.

Vor einem zunehmend bedrohlicher werdenden Außen, das mit Transparenz, Offenheit und einer Vielzahl an Möglichkeiten wirbt, zeigen die drei Jugendlichen vordergründig unterschiedliche Wege (und Symptome), mit dem Anpassungsdruck umzugehen und Entwicklungsschritte zu meistern.

Durch die verschränkte Verwendung von Elementen aus der Schematherapie (Young et al., 2008) und der Klärungsorientierten Psychotherapie (KOP nach Sachse, 2022b) werden die gezeigten Symptome als maladaptive Bewältigungsmuster eingeordnet (fight, flight, freeze). Aufgrund differenzieller Beziehungsangebote sind Konfrontationen erfolgreich und forcieren eine positive Entwicklung der Persönlichkeit sowie eine Symptomreduktion.

1 Beschreibung der Ausgangssituation, Symptomatik bei Therapiebeginn

Die drei Jugendlichen zeigten zu Therapiebeginn im Jahr 2020 unterschiedliche Symptome. Nur eine von ihnen kam explizit aufgrund von Corona bzw. der Folgeerscheinung „Schulverweigerung" in Psychotherapie:

NV: selbstverletzendes Verhalten; eine extern erstellte psychologische Testung bescheinigt F 40.1 Soziale Phobie. Später in Ohnmacht fallen, lügen, passiv aggressive Verhaltensweisen.

KE: sehr hohes Anspannungsniveau und Nervosität als Folge von massiven Schwierigkeiten im Freundeskreis, Diagnose F 43.0 Akute Belastungsreaktion.

MV: Schulverweigerung als Folgeerscheinung permanenten Homeschoolings, Diagnose des behandelnden Psychiaters F 32.1 Mittelgradige depressive Episode.

Bei allen drei Jugendlichen fällt, und das ist der Anlass für diesen Text, ein hohes Ausmaß an Anpassungsdruck auf. Man könnte meinen, gerade diese Lebensphase würde die notwendige Energie bereitstellen, um auf – gefühlte oder tatsächliche – Erwartungen mit Rebellion, Trotz und Widerstand zu reagieren. Das Gegenteil ist der Fall. Alle drei Mädchen möchten „genügen“: dem Leistungsdruck in ihrem Gymnasium, dem Anpassungsdruck in der Peergroup, und sie möchten ihre Eltern nicht enttäuschen. Alle drei haben bei unterschiedlicher Symptomatik eine große Angst gemeinsam, nämlich jene, Fehler zu machen.

Während „draußen“ die Umwelt immer bedrohlicher wird (Pandemie, Terroranschlag in Wien im November 2021, Kriegsbeginn in der Ukraine im Februar 2022) und die Gymnasien aktuelle Gegebenheiten wie Klimakrise und Krieg in teilweise brutal anmutender Form aufgreifen, um Bildungszwecken zu genügen, versuchen die drei Mädchen alles mit sich selbst auszumachen – teilweise unter Aufgabe von Zukunftsperspektiven bis hin zur Verleugnung zentraler Anteile des eigenen Selbst und suizidalem Verhalten.

Der zweite Faktor, der sich in allen drei Fällen findet, ist das auffallend hohe Ausmaß an Behütung im Elternhaus. Diese Überbehütung (konkretisiert z. B. daran, dass ein 16-jähriges Mädchen jedes Wochenende mit ausschließlich familiären Unternehmungen von großem zeitlichen Umfang verbringt) ist keiner Reflexion zugänglich und wird von der Jugendlichen wie auch den Eltern mit dem Satz: „Bei uns ist das so!“ kommentiert. Im Fall der Jugendlichen mit Schulverweigerung gab die Mutter mit Aufnahme der Psychotherapie an, sie habe „immer alles“ für das Mädchen getan. Sie wisse nun im Nachhinein, dies sei falsch gewesen, aber sie habe diese Zeit sehr genossen.

Die Voraussetzung für Überbehütung ist eine tiefsitzende, wenig bewusste elterliche Sorge und Angst, ihre Kinder könnten auf ihrem Lebensweg scheitern. Das Problem ist nicht die elterliche Angst, sondern die Kompensationsbemühungen der Eltern, die als Double-Bind-Situationen bei den Jugendlichen ankommen. Sie werden im Folgenden kurz umrissen.

Ein Double Bind charakterisiert eine Verwirrung und Orientierungslosigkeit hervorrufende Situation zwischen einander nahestehenden, meist sozial voneinander abhängigen Personen, bei der die eine Person sich der anderen gegenüber widersprüchlich äußert oder verhält (Sautter & Sautter, 2016). Die „doppelte Bindung“ bewirkt, dass die sozial abhängige Person, in dem Fall unsere Jugendlichen, „doppelten“, einander widersprechenden Erwartungen genügen möchten und daher immer mit dem Gefühl zurückbleiben, etwas falsch zu machen.

Die Kosten dieser paradoxen Situation bestehen in einem hohen Ausmaß an Alienation bei den Jugendlichen, also der Entfremdung vom eigenen Motivsystem. Ein hohes Ausmaß an Alienation (Kuhl & Kaschel, 2004) ist ein Risikofaktor für die Entstehung von verschiedenen psychischen Erkrankungen sowie für die Entstehung von Persönlichkeitsakzentuierungen und Persönlichkeitsstörungen.

2 Relevante Double Binds in der gegenwärtigen Situation von Kindern und Jugendlichen

Double Bind 1: Propagieren von Wahlfreiheit und Forderung, glücklich zu sein – „Tue, was du willst!“, bei gleichzeitig hohem Anpassungs- und Leistungsdruck

Eltern decken ihre tiefsitzende Sorge, die Kinder könnten auf ihrem Lebensweg scheitern, mit der Idee zu, Bildung sei der Rettungsanker (womit sie vielleicht recht haben) und „mehr Bildung“ seien auch „mehrere Rettungsanker“. In der Folge werden Jugendliche in Gymnasien überhäuft mit Bildungsanforderungen (und nicht Bildungsangeboten). Die Arbeitsbelastung in den Gymnasien verhindert geradezu ein Aufspüren und Verfolgen der eigenen Interessen und Motive.

Eltern vermitteln: „Wir wollen, dass du glücklich wirst! Mach, was du möchtest!“, und schicken ihre Kinder an Schulen, in denen diese von 8 bis mindestens 18 Uhr (inklusive Hausaufgaben und Lernaufwand) *nicht* machen, was sie möchten.

Das selbstverletzende Verhalten der Patientin NV beruhte weniger auf sozialen Ängsten, sondern trat immer dann auf, wenn der schulische Alltag keine Lücken mehr zuließ, in denen die Jugendliche sich zurückziehen, sie selbst sein und Kraft sammeln konnte für das soziale Miteinander an der Schule. In den Hochphasen des schulischen Geschehens, also im November/Dezember und im April/Mai, geriet NV mehrmals an den Rand des Suizids. Über Wochen waren die Tage der Jugendlichen fremdbestimmt.

Der real bestehende Anpassungsdruck wurde zu Therapiebeginn sowohl von den Eltern als auch der Jugendlichen selbst relativiert und geleugnet. Im Gegenteil, der Fokus lag auf den Vorzügen und Freiheiten des gewählten Gymnasiums, das offensichtlich nicht den Interessen der Jugendlichen entsprach. Mit dem Argument der „sozialen Ängstlichkeit" war ein Schulwechsel nicht denkbar.

Double Bind 2: Leben von Freundschaften? Forderung nach Unabhängigkeit und Wehrhaftigkeit bei gleichzeitig ängstlicher Abhängigkeit und Unterdrückung von Aggressionen

Sozial ist die Jugendzeit jene Zeit, in der es stark darauf ankommt, sich einer Gruppe zugehörig zu fühlen bzw. ein anderes emotionales Zuhause als die Familie zu finden. Jugendliche sind dementsprechend vulnerabel, wenn die Gefahr besteht, Freundschaften zu verlieren. Mobbingerfahrungen werden heute von vielen Jugendlichen und jungen Erwachsenen als eine Art Schild vor sich hergetragen, rechtfertigen diverse Ängste und Anpassungsschwierigkeiten und spielen in subjektiven Erklärungsmodellen eine oft tragende und blockierende Rolle. Tatsächliches Mobbing führt zu großem Schamerleben und wird meiner Erfahrung nach eher versteckt als geäußert.

Bei Therapieaufnahme mit KE lag endlich auf dem Tisch, was jahrelang den schulischen Alltag der Jugendlichen bestimmt hatte. Die Eltern der Betroffenen und des Mädchens, von dem die meisten Aggressionen ausgingen, kannten sich gut. Das ist meiner Beobachtung nach keine Seltenheit. KE wurde über Jahre bloßgestellt, auch über einen eigens erstellten Instagram-Account zur Veröffentlichung von Scham generierenden Bildern.

KE hatte die Vorfälle mit der Annahme versteckt, sie wolle ihre Freund:innengruppe nicht gefährden und trage wohl selbst Schuld an den Gegebenheiten. Die in der Familie übliche Unterdrückung von Aggressionen sowie eine dependente Beziehungsgestaltung trugen zur Zementierung der Opferrolle bei.

Double Bind 3: Sexualität – Forderung nach Offenheit bei gleichzeitig rigiden Strukturen

Bezogen auf die aufgeklärte, säkularisierte Mittelschicht herrscht bei der Entdeckung der eigenen geschlechtlichen Identität sowie der sexuellen Orientierung freie Wahl. Jugendliche rebellieren zuhause am Mittagstisch mit „Ich bin bi!“ und fordern von Sexualpartner:innen offene Beziehungen.

Die Jugendliche KE bezog sich in ihrem subjektiven Erklärungsmodell zur akuten Belastungsreaktion auf „Schwierigkeiten“ in der Gruppe ihrer Freund:innen. Offensichtliche Signale der Verliebtheit in eines dieser vier Mädchen wurden geleugnet und abgestritten (zu diesem Zeitpunkt träumte KE immer wieder von dieser Freundin, fand sie wunderschön, konnte an niemand anderen denken). Die Frage nach der eigenen sexuellen Orientierung wurde mit „eher hetero, vielleicht bi, aber sicher nicht homosexuell“ beantwortet. KE habe „natürlich nichts gegen Homosexualität“, aber auf sie träfe diese einfach nicht zu.

Ein sexuelles Interesse an beiden Geschlechtern bot KE mehr Sicherheit, da eine solche Orientierung weder der Gründung einer Familie noch der eigenen Generativität im Weg steht. Im Laufe der Psychotherapie wurde sehr deutlich, wie bedrohlich das eigene „Anderssein“ sich bei der Entdeckung für die Jugendliche gestaltete.

Der Double Bind besteht darin, dass sich die Gesellschaft offen gibt. Zweifel an der eigenen sexuellen Orientierung oder der Wunsch, ganz normal hetero zu sein, werden schnell als Homophobie oder Tendenz zur Diskriminierung abgestempelt.

War in den vorangegangenen Generationen der Feind und die Ablehnung im Außen, so sind die Jugendlichen heute mit der Verwirrung, die auf die Entdeckung einer von der Heteronorm abweichenden Sexualität folgt, wieder allein auf sich selbst gestellt.

Double Bind 4: Corona – „Bleib gesund!“ bei gleichzeitiger Verunmöglichung von psychischer Gesundheit (Verstärkerverlust)

Von Beginn an wurden Kinder und Jugendliche während der Corona-Pandemie in Geiselhaft genommen, unterlegt von launigen Werbeslogans, die ihnen bewusst machen sollten, dass sie von nun an eine potenzielle Gefahr für ihre Großeltern im Besonderen und für ihre Mitmenschen im Allgemeinen darstellten. Zwanghafte Strukturen galten als unabdingbare Notwendigkeit, mit Moral und Schuldzuweisungen wurde nicht gespart.

Sozial ängstliche Jugendliche, so hieß es, würden von der Situation „profitieren“ (also die Situation subjektiv positiv empfinden). Tatsächlich fanden nicht wenige schulverweigernde Jugendliche der Vor-Corona-Zeit gesundheitlich gefährdete Verwandte, die es unabdingbar machten, schulischen Stoff fortan nur noch von zuhause aus erledigen zu können.

Nachdem stets die kommenden zwei Wochen die entscheidenden waren, hatten viele sozial nicht ängstliche Kinder und Jugendliche immer Hoffnung, dass Schulen in absehbarer Zeit aufgesperrt würden. Während das einige von ihnen in einer Art selbstquälerischem Zustand so sehr bei der Stange hielt, dass jeden Morgen der Laptop aufgedreht wurde, quittierte MV in dieser Zeit ihre Teilnahme am gesellschaftlichen Leben. Sie kam nicht mehr aus dem Bett und es fiel ihr auch zu schwer, die Powertaste am Laptop zu drücken. Die alarmierte Mutter brachte ihre antriebslose Tochter zu verschiedenen Fachleuten, eine depressive Episode wurde diagnostiziert und Psychotherapie empfohlen.

Bei Therapieaufnahme gab MV an, nicht zu leiden. Aber sie könne sich halt auch zu nichts aufraffen. Salopp formuliert hatte MV überhaupt keine Lust, erwachsen zu werden. Der mit Beginn der Pandemie einsetzende Verlust an positiven Verstärkern (freudvolle Aktivitäten wie soziale Beziehungen pflegen, eine als sinnvoll empfundene Ausbildung absolvieren, Geld verdienen durch Babysitting etc.) verstärkte für MV die bereits vorab empfundenen Zweifel daran, dass sich Leistung lohnen könnte. Eine eher geringe Selbsteffizienzerwartung wurde durch die Ohnmacht und Hilflosigkeit, die im Zuge der vielfach verlängerten Lockdowns auftrat, verstärkt.

Double Bind 5: Klimakatastrophe – „Rette die Welt", auch wenn du hierfür nicht die notwendigen Mittel hast

Während in den USA auf jedem zweiten Buch eine Triggerwarnung auftaucht, greifen Schulen hierzulande das Thema Umweltschutz und Klimakrise in einer derart apokalyptischen Form auf, dass Bildung zur Brutalität wird. Ich habe mehrfach erlebt, wie Kinder und Jugendliche nach einem Schultag mit Inhalten zum Umweltschutz ängstlich, hoffnungslos und depressiv in ihrer Therapiestunde auftauchten, niedergedrückt von Informationen und vor allem von Bildern.

Patientin NV hat das nach einem im Fach Geografie konsumierten Film über die „Kipppunkte der Klimakrise" so formuliert: „So genau will ich das gar nicht wissen!"

Chronischer Stress macht nicht unbedingt handlungsfähig, aber er befeuert eine Menge innerer Konflikte. Es ist einfach, zu katastrophisieren und zu warnen. Es ist hingegen schwierig, einen emotional kompetenten Umgang mit einem so schwierigen Thema zu zeigen, der nicht rein reaktiv ist und auch noch das eigene Selbst berücksichtigt. Ein solcher Umgang sollte an den Schulen unterrichtet werden, zusätzlich zur reinen und oft so erschreckenden Information.

3 Zentrale Aspekte der Fallkonzeption mittels differenzieller Beziehungsgestaltung und unter Einbezug zentraler Konzepte aus der Schematherapie

Die beschriebenen Double-Bind-Situationen und Zukunftsängste erschweren den Zugang zum eigenen Motivsystem, weil sie Jugendliche unter chronischen Stress setzen. Wenn zudem aus der individuellen Geschichte entsprechende Schemata ausgebildet sind, können die jeweiligen Bewältigungsstile (fight, flight, freeze) eine unheilige Allianz mit den äußeren Gegebenheiten eingehen. Die psychische Problematik wird dann potenziert.

Die Fallkonzeption erfolgte anhand der beobachteten Symptome, der identifizierbaren Schemata, wie Sachse (2002b) sie beschrieben hat, der Bewältigungsstile fight, flight, freeze nach Young et al. (2008) und der zunächst als Hypothesen formulierten und schließlich verifizierten Beziehungsmotive nach Sachse (Sachse, 2019).

	NV	**KE**	**MV**
Symptome	soziale Ängste, selbstverletzendes Verhalten, in Ohnmacht fallen, lügen, passiv aggressive Verhaltensweisen Fehlen von Aggression zu Therapiebeginn	sich mobben lassen, hohe innere Anspannung und Nervosität, massive Scham und Schuldgefühle Fehlen von Aggression zu Therapiebeginn	Schulverweigerung, sozialer Rückzug, Leistungsverweigerung Fehlen von Aggression zu Therapiebeginn
Bewältigungsstile (Young et al., 2008)	Erdulden, Kompensation	Erdulden, Kompensation	Vermeiden, Kompensation
Schemata (Sachse, 2019)	Ich bin nicht wichtig. Ich kann meine Grenzen nicht schützen.	Ich bin von Grund auf nicht in Ordnung. Ich bin nicht so vollkommen wie alle meine Freund:innen.	Ich bin als Mensch nicht in Ordnung. Ich bin eine Versagerin.
Beziehungsmotive (Sachse, 2019)	Wichtigkeit, Autonomie, Grenzen	Autonomie, Anerkennung, Solidarität	Anerkennung, Verlässlichkeit
Persönlichkeitsstil (Sachse, 2019)	histrionisch, passiv aggressiv	zwanghaft	narzisstisch (erfolglos)

Beispielsweise erduldet Patientin NV es, wenn sie in der Schule mit teilweise sehr erschreckenden und bedrohlichen Informationen über Klimawandel, Klimakatastrophe, aber auch Sklavenhandel etc. konfrontiert wird. Ihre innere Anspannung steigt sehr stark, nach außen hin wird aber nichts sichtbar. Allenfalls kritisieren die Lehrer:innen, dass sich NV zu wenig am Unterricht beteiligt.

Die Sehnsucht, im Leben anderer eine bedeutende Rolle zu spielen (Beziehungsmotiv Wichtigkeit) war bei Patientin NV nur indirekt zu beobachten. NV generierte schließlich die sehnlich erwünschte Aufmerksamkeit, indem sie in der Schule Briefe mit beleidigenden sexuellen Inhalten fälschte und behauptete, ein Junge würde ihr diese Briefe regelmäßig zustecken. Neben der Wichtigkeit wurde auch das Motiv einer größeren Autonomie innerhalb der Familie nur durch kompensatorische Bemühungen sichtbar: Die Jugendliche ließ das Handy ihres Bruders verschwinden und zerstörte es heimlich.

Patientin KE erduldete Mobbingsituationen, ohne Erwachsenen davon zu erzählen. Sie fürchtete sich vor ihrem Handy, musste sie doch jede Nachricht, die darauf aufpoppte, sofort und stets in deeskalierender Art und Weise beantworten. Dies verlangten ihre inneren Ansprüche. Sie betrachtete sich selbst als mangelhaftes Wesen, während sie all ihre Freund:innen als vollkommen empfand. Es sei ihre Pflicht, alles zu tun, damit es zu keiner Ausgrenzung kommen könne. Wenn es zu Ausgrenzungen komme, dann deshalb, weil sie selbst Fehler gemacht habe.

Patientin MV zeigte vor allem Verhaltensweisen der Vermeidung: nicht in die Schule gehen, nichts mehr leisten, sozialer Rückzug. Die Patientin konnte keinerlei Berufswünsche äußern. Auffallend war eine andauernd ironische und oft auch zynische Haltung.

4 Anmerkungen zu den unterschiedlichen Therapieverläufen

Das therapeutische Vorgehen fokussierte auf die folgenden Ziele:

- Beziehungsmotive identifizieren und explizit machen
- Klärung relevanter Schemata
- Konfrontation mit maladaptiven Bewältigungsstilen
- Zugang zu eigenen, relevanten Motiven ermöglichen
- Bewältigungsebene: Einsatz klassisch verhaltenstherapeutischer Verfahren (MV)

Mittels differenzierter Beziehungsgestaltung, unter Anwendung von Sachses Beziehungsmotiven (Sachse, 2019), gelang es, die Jugendlichen von dort abzuholen, wo sie sich gerade befanden – und das war bei keiner der drei Jugendlichen der Wunsch nach Veränderung in dem Sinn, wie es die Erwachsenen sich vorstellten. So wollte NV am liebsten in Form romantischer Liebe „gerettet" werden, KE wieder „best friend" mit allen sein und MV hätte vordergründig nichts dagegen gehabt, ihr schulisches „Sabbatical" zu verlängern. Wohl aber wurden alle drei Jugendlichen bewegt von der Intention, die an sie gestellten Erwartungen zu erfüllen und Eltern sowie weitere Bezugspersonen nicht zu enttäuschen.

Indem auf schnelle Bewältigung und Lösungen verzichtet wurde, konnten die Bedürfnisse nach Autonomie (NV und KE) aufgegriffen sowie das Bedürfnis nach Anerkennung (MV) erfasst werden.

Im Fall NV hat sich im ersten Therapiejahr gezeigt, wie eine schnelle Lösung Gefühle von Versagen und Nicht-verstanden-Werden verstärken kann. Die Jugendliche erhielt während eines nächtlichen Besuchs in der Ambulanz einer Klinik von einem Psychiater Informationen zu Skills, mit denen sie ihr selbstverletzendes Verhalten bewältigen könne (z. B. Brausetabletten, Eiswürfel o. Ä.). NV tat, was man ihr sagte, das selbstverletzende Verhalten verschwand. Das folgende von ihr entwickelte Symptom war „in Ohnmacht fallen".

Hier wurde ein erduldender Bewältigungsstil von professionellen Helfer:innen im Gesundheitswesen verstärkt. Die meisten Jugendlichen mit selbstverletzendem Verhalten scheitern an den ihnen schnell angebotenen Lösungen und ziehen sich noch mehr in sich zurück. Eine vorschnelle und oberflächliche Verwendung von Skills birgt die Gefahr von Symptomverschlechterungen und Symptomverschiebungen.

KE ging es zu Therapiebeginn überhaupt nicht darum, sich gegen ihre Angreifer:innen zur Wehr zu setzen und das Wahrnehmen der eigenen, möglicherweise homosexuellen Orientierung war ein „rotes Tuch".

Da sowohl NV als auch KE mit einem stark deprivierten Autonomiemotiv kämpften, vermittelte ich von meiner Seite als Psychotherapeutin viel Orientierung. Die Kontrolle allerdings gab ich ab. Wie mehrfach erwähnt, versuchte ich nicht, NV mit ihren extern diagnostizierten sozialen Ängsten zu konfrontieren oder KE dazu zu bringen, sich von ihrer „Freundin" zu verabschieden.

Mit NV wurde erarbeitet, dass gezieltes und partielles Schuleschwänzen, mit Einverständnis der Eltern, helfen könnte, zu mehr persönlichem Freiraum zu gelangen. Diese Vorgangsweise wäre im Fall der Diagnose „Soziale Phobie" aus verhaltenstherapeutischer Sicht ein schwerer Fehler. KE erarbeitete sich eine eigene Strategie im Umgang mit dem erlittenen Mobbing und nahm die Angebote der Schule (Aufarbeitung in der Klasse) nicht an, da sie eine Täter-Opfer-Umkehr befürchtete.

Nach außen hin muss das zunächst so gewirkt haben, als täten wir erst einmal „nichts“ bzw. nichts von dem, was vordergründig richtig zu sein schien. Gerade im Fall von NV war das gar nicht so einfach, da die besorgten, psychologisch interessierten Eltern immer wieder Tipps gaben, was in der Psychotherapie zu besprechen wäre. Die Jugendliche quälte sich mit diesen Anforderungen, von denen sie dachte, sie erfüllen zu müssen. Sich den elterlichen Aufträgen zu widersetzen, die bis in die Psychotherapie hineinreichten, fiel ihr sehr schwer.

Bei KE bestand dieses „Nichtstun“ darin, zu vermitteln, dass Lösungen manchmal kommen, wenn die Zeit dafür reif ist. Durch Lernen am Modell vermittelte ich meine eigenen Reaktionen auf die Mobbingattacken ihrer „Freundinnen“ und sparte dabei nicht mit Aggressivität und klaren Grenzsetzungen. Bezüglich der sexuellen Orientierung bestanden viele Stunden der Psychotherapie darin, die subjektive Bedrohlichkeit dieser Möglichkeit fühlbar zu machen (denn KE betrachtete Homosexualität als „natürlich kein Problem“), um eine tatsächliche und nicht nur vordergründige Akzeptanz zu erreichen. Gegensätzliche Meinungen und Ansichten wurden thematisiert und einander gegenübergestellt (Aufgreifen des Bedürfnisses nach Autonomie).

Im Gegensatz zu dieser scheinbaren Laissez-faire-Haltung stand bei MV von Anfang an eine direktive Haltung im Vordergrund, was den Schulbesuch und die zu erledigenden Aufgaben betraf. Zentral war, den Schulbesuch in erreichbare Ziele zu zerlegen und das Erreichen dieser Ziele entsprechend anzuerkennen. Die Jugendliche reagierte sehr positiv auf diese Anerkennung. Im Gegensatz zu den beiden anderen war das Autonomiebedürfnis bis zum Anschlag ausgereizt: Es gab viel mehr eine emotionale Vernachlässigung in Form von fehlenden Grenzen bzw. einer elterlichen Gleichgültigkeit gegenüber nicht erbrachten Leistungen.

Den großen Rest der jeweiligen Stunden nahm das Für und Wider von Gegebenheiten des Erwachsenenlebens ein. Wege der erwachsenen Beziehungsgestaltung sowie des Arbeitsverhaltens wurden einer genauen Prüfung unterzogen und neu geframt.

Das dritte Jahr der Psychotherapie war für alle drei Patientinnen das Maturajahr. NV konnte die „Novemberkrise“ wegen Arbeitsüberlastung diesmal positiv bewältigen, das heißt, es kam zu keinem selbstverletzenden Verhalten und sie erhielt Beziehungen zu Freundinnen sowie die Interessensgestaltung (Schauspielen, Modeln) aufrecht.

KE riskierte ein paar schlechte Noten und verfolgte ebenfalls eigene Ziele, wie z. B. das Besuchen von Konzerten im Ausland mit anderen als den gewohnten Freund:innen. MV schaffte einen nahezu regelmäßigen Schulbesuch, aber vor allem das Erbringen der gewünschten Leistungen und eine sehr gute mündliche Matura. Das stärkste Zugpferd in dieser Richtung war das Aufgreifen eines früheren Berufswunschs, der durch die Leistungserbringung in greifbare Nähe rückte.

5 Reflexion, Abschluss und Ausblick

Hohe Erwartungen bezüglich Leistung und Anpassung wurden durch die Pandemie verstärkt, pessimistische Tendenzen durch Terror, Krieg und Klimakrise potenziert. Bei vordergründiger Offenheit der Umgebung sowie propagierter unbegrenzter Wahlfreiheit und gleichzeitiger Verleugnung des Anpassungsdrucks ist es für Jugendliche heute umso verwirrender, die eigene Identität zu erspüren und wesentliche Anteile daraus im von Bildungsanforderungen überhäuften Alltag zu leben.

Gerade als Verhaltenstherapeutin hat man eine „schnelle Lösung" immer im Hinterkopf. Eine schnelle Lösung entspricht einer Forderung unserer Gesellschaft, leistungsbereit zu sein, und natürlich auch den Erwartungen der Eltern, die sich Gesundheit und Glück für ihre Kinder wünschen.

Eine schnelle Lösung ist oft „mehr desselben". Sie beinhaltet oft mehr Erdulden, mehr Vermeiden, mehr Kompensation. Ein wesentliches Ziel dieser drei Psychotherapien bestand darin, den Jugendlichen eine Distanzierung von den nicht offen transportierten Prioritätensetzungen durch andere zu ermöglichen, um eigene Interessen entdecken, aufgreifen und vertiefen zu können.

Grenzsetzung und Distanzierung benötigen Aggression. Aggression ist ein riesiges Tabu in unserer Gesellschaft (Juul, 2014). Sie ist eine positive Kraft, die uns im Leben voranbringt und gerade im Jugendalter hilft, sich aus engen emotionalen Bindungen im Elternhaus zu lösen und in der Peergroup einen Platz zu finden. Eine Double-Bind-Situation besteht darin, sie gleichzeitig zu fordern („Lebe dein Leben! Lass dir nichts gefallen!") und nicht zu akzeptieren („Erfülle die an dich gestellten Erwartungen! Beruhige meine Ängste!"). Wie sollen Jugendliche lernen, ihren inneren Kompass wahrzunehmen, wenn sie sich in einem Wald aus Hinweis- und vor allem auch Gefahrenschildern befinden?

Wenn wir mit unserem eigenen Motivsystem in Kontakt sind, unsere eigene Identität erfahren und sie im Alltag leben, erhalten Zukunftsängste ihren Platz und bestimmen nicht mehr unser Verhalten und unsere Entscheidungen. Wenn gelebt werden kann, was heute, hier und jetzt wichtig ist, entsteht jener Zustand, der uns hilft, mit den Herausforderungen der Zukunft produktiv umzugehen.

16 Literatur

Arbeitskreis OPD-KJ-2 (Hrsg.) (2020). Operationalisierte Psychodynamische Diagnostik im Kindes- und Jugendalter. Grundlagen und Manual (3. Aufl.). Bern: Hans Huber.

Auer, A. K. & Bohus, M. (2017). Interaktives Skillstraining für Jugendliche mit Problemen der Gefühlsregulation (DBT-A). Das Therapeutenmanual. Stuttgart: Schattauer.

Brem-Gräser, L. (2023). Familie in Tieren. Die Familiensituation im Spiegel der Kinderzeichnung. Entwicklung eines Testverfahrens (13. Aufl.). München: Ernst Reinhardt.

Döpfner, M., Plück, J. & Kinnen, C. (2014). CBCL/6-18R, TRF/6-18R, YSR/11-18R. Deutsche Schulalter-Formen der Child Behavior Checklist von Thomas M. Achenbach. Göttingen: Hogrefe Testzentrale.

Düring-Ulmenstein, L. & Zarbock, G. (2022). Verhaltenstherapie bei Kindern und Jugendlichen. Praktische Anleitungen für angehende Psychotherapeut:innen. Berlin, Heidelberg: Springer.

Düssler, B. (2023). Podcast: Psychologisch und neu, der Psychotherapie-Podcast. Folge #056, veröffentlicht am 25.05.2023: Audible.

Falkai, P. & Wittchen, H.-U. (Hrsg.) (2020). Diagnostische Kriterien DSM-V (2., korr. Aufl.). Göttingen: Hogrefe.

Faßbinder, E., Schweiger, U. & Jacob, G. (2016). Therapie-Tools Schematherapie (2. Aufl.). Weinheim, Basel: Beltz.

Fiedler, P. & Herpertz, S. (2022). Persönlichkeitsstörungen (8. Aufl.). Weinheim, Basel: Beltz.

Gehring, T. M. (1998). FAST. Familien-System-Test (2., erw. Aufl.). Weinheim, Basel: Beltz Test.

Görlitz, G. (2004). Psychotherapie für Kinder und Jugendliche. Erlebnisorientierte Übungen und Materialien. Stuttgart: Leben lernen, Klett-Cotta.

Graaf, P. (2016). Schematherapie mit Kindern, Jugendlichen und Erwachsenen. Kartenset mit 56 Bildkarten (2. Aufl.). Weinheim, Basel: Beltz.

Graf, D. & Seide, K. (2016). Das gewünschteste Wunschkind aller Zeiten treibt mich in den Wahnsinn. Der entspannte Weg durch Trotzphasen. Weinheim, Basel: Beltz.

Grawe, K., Donati, R. & Bernauer, F. (2001). Psychotherapie im Wandel. Von der Konfession zur Profession (5. Aufl.). Bern: Hogrefe.

Grosser, D. & Appel, J. (2019). Zauberwald und Zwergenkraft. Fantasiereisen und Meditationen für Kinder. Bielefeld: Aurum.

Hobday, A. & Ollier, K. (2011). Helfende Spiele. Kreative Lebens- und Konfliktberatung von Kindern und Jugendlichen (3. Aufl.). Weinheim, Basel: Beltz.

Höfer, S. (2016). Spieltherapie. Geleitetes individuelles Spiel in der Verhaltenstherapie (2., überarb. Aufl.). Weinheim, Basel: Beltz.

Holl, M. (2020). Achtsamkeit und Körperwahrnehmung. 30 Bildkarten für Kinder. München: Don Bosco.

Juul, J. (2010). Pubertät. Wenn erziehen nicht mehr geht. Gelassen durch stürmische Zeiten. München: Kösel.

Juul, J. (2014). Aggression. Warum sie für uns und unsere Kinder notwendig ist. Frankfurt a. M.: Fischer Taschenbuch.

Kogler, A. (2006). Die Kunst der Höchstleistung. Sportpsychologie, Coaching, Selbstmanagement. Wien, New York: Springer.

Kuhl, J. & Kaschel, R. (2004). Entfremdung als Krankheitsursache. Selbstregulation von Affekten und integrative Kompetenz. Psychologische Rundschau, 55(2), 61–71.

Kuttner, S. (2009). Mängelexemplar. Frankfurt a. M.: S. Fischer.

Mrochen, S., Holtz, K. L. & Trenkle, B. (Hrsg.) (2014). Die Pupille des Bettnässers. Hypnotherapeutische Arbeit mit Kindern und Jugendlichen. Heidelberg: Carl Auer.

Müller, E. (1993). Träumen auf der Mondschaukel. Autogenes Training mit Märchen und Gute-Nacht-Geschichten. München: Kösel.

Omer, H. & von Schlippe, A. (2016). Autorität durch Beziehung. Die Praxis des gewaltlosen Widerstands in der Erziehung. Göttingen: Vandenhoeck & Ruprecht.

Parfy, E., Schuch, B. & Lenz, G. (2016). Verhaltenstherapie. Moderne Ansätze für Theorie und Praxis (2. Aufl.). Wien: Facultas/utb.

Peters, M. (2023). Entwicklungspsychologische Grundlagen der psychodynamischen Psychotherapie älterer Menschen. Psychologie in Österreich, 43(2), 140–147.

Rossa, R. & Rossa, J. (2017). Wenn du ein Bonbon wärst … 120 verrückte Fragekarten für den Einstieg in die Kinderpsychotherapie. Weinheim, Basel: Beltz.

Sachse, R. (2019). Persönlichkeitsstörungen. Leitfaden für die Psychologische Psychotherapie (3. Aufl.). Göttingen: Hogrefe.

Sachse, R. (2022a). Emotionen und Affekte in der Psychotherapie. Folien zum gleichnamigen Seminar. Kempten: Psycho-Vision GmbH.

Sachse, R. (2022b). Schemata in der Psychotherapie. Folien zum gleichnamigen Seminar. Kempten: Psycho-Vision GmbH.

Sachse, R. (2022c). Verstehen und Modellbildung in der Psychotherapie. Folien zum gleichnamigen Seminar. Kempten: Psycho-Vision GmbH.

Sautter, C. & Sautter, A. (2016). Wege aus der Zwickmühle. Doublebinds verstehen und lösen (6. Aufl.). Wolfegg: Verlag für systemische Konzepte.

Schacht, M. (2003). Spontaneität und Begegnung. Zur Persönlichkeitsentwicklung aus der Sicht des Psychodramas. München: InScenario.

Schenk-Danzinger, L. (2006). Entwicklungspsychologie (7. Aufl.). Wien: ÖBV & HPT.

Shapiro, F. (2022). EMDR – Grundlagen und Praxis. Handbuch zur Behandlung traumatisierter Menschen (3. Aufl.). Paderborn: Junfermann.

Signer-Fischer, S., Gysin, T. & Stein, U. (2014). Der kleine Lederbeutel mit allem drin. Hypnose mit Kindern und Jugendlichen (3. Aufl.). Heidelberg: Carl-Auer.

Stucki, C. & Grawe, K. (2007). Bedürfnis- und motivorientierte Beziehungsgestaltung. Psychotherapeut, 52, 16–23.

Unger, B. (2019). Sportpsychologie spielen. Mentale Stärke spielerisch erarbeiten. Methoden für den Nachwuchssport. Beau Bassin (Mauritius): Der Trainerverlag.

Young, J. E., Klosko, J. S. & Weishaar, M. E. (2008). Schematherapie. Ein praxisorientiertes Handbuch (2. Aufl.). Paderborn: Junfermann.

Ziffer, R. L. & Shapiro, L. E. (1992). Children's self-report and projective inventory CSRPI. Narbeth, PA: Psychological Assessment Services.